Schirner Verlag

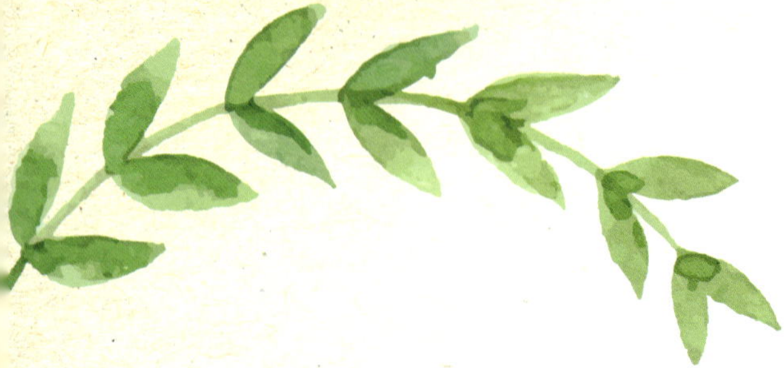

Annemarie Herzog

Die Räucher-Apotheke für die Seele

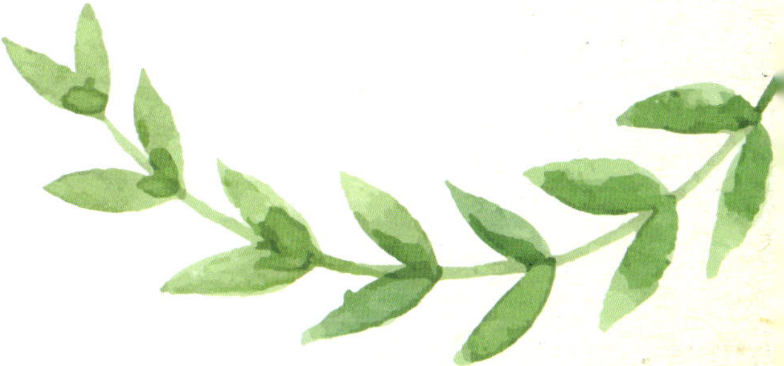

Schirner Verlag

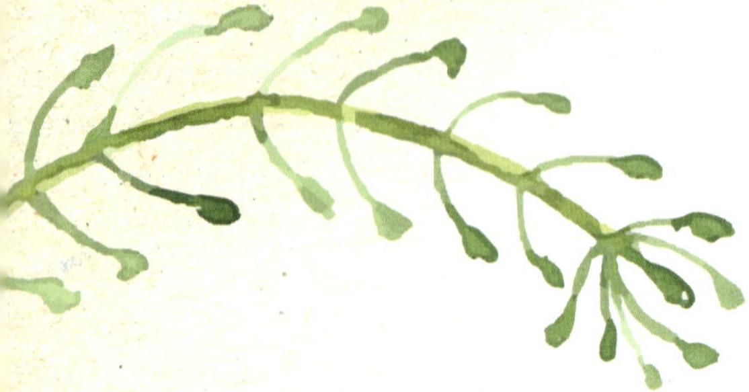

Die hier zur Verfügung gestellten Informationen sollen Ihnen als Unterstützung dienen, damit Sie – zusammen mit Ihrem Arzt oder Heilpraktiker – eigenverantwortliche Entscheidungen in Gesundheitsfragen treffen können. Bei gesundheitlichen Störungen sollten Sie die vorgestellten Methoden erst nach Absprache mit Ihrem Arzt oder Heilpraktiker anwenden, sie bieten keinen Ersatz für eine von diesem verordnete Behandlung. Weder Autor noch Verlag übernehmen für eventuelle Schäden, die aus den im Buch erteilten Hinweisen entstehen, eine Haftung.

ISBN 978-3-8434-1203-2

Annemarie Herzog:
Die Räucher-Apotheke
für die Seele

Umschlag: Murat Karaçay, Schirner, unter
Verwendung von #90282001 (Minutius Hora)
und #221136313 (lola1960),
www.shutterstock.com,
sowie eines Fotos von Elke Schwarzinger
Layout: Tamara Walter
Lektorat: Bastian Rittinghaus, Schirner
Printed by: Ren Medien GmbH, Germany

www.schirner.com

3. Auflage September 2017

Inhalt

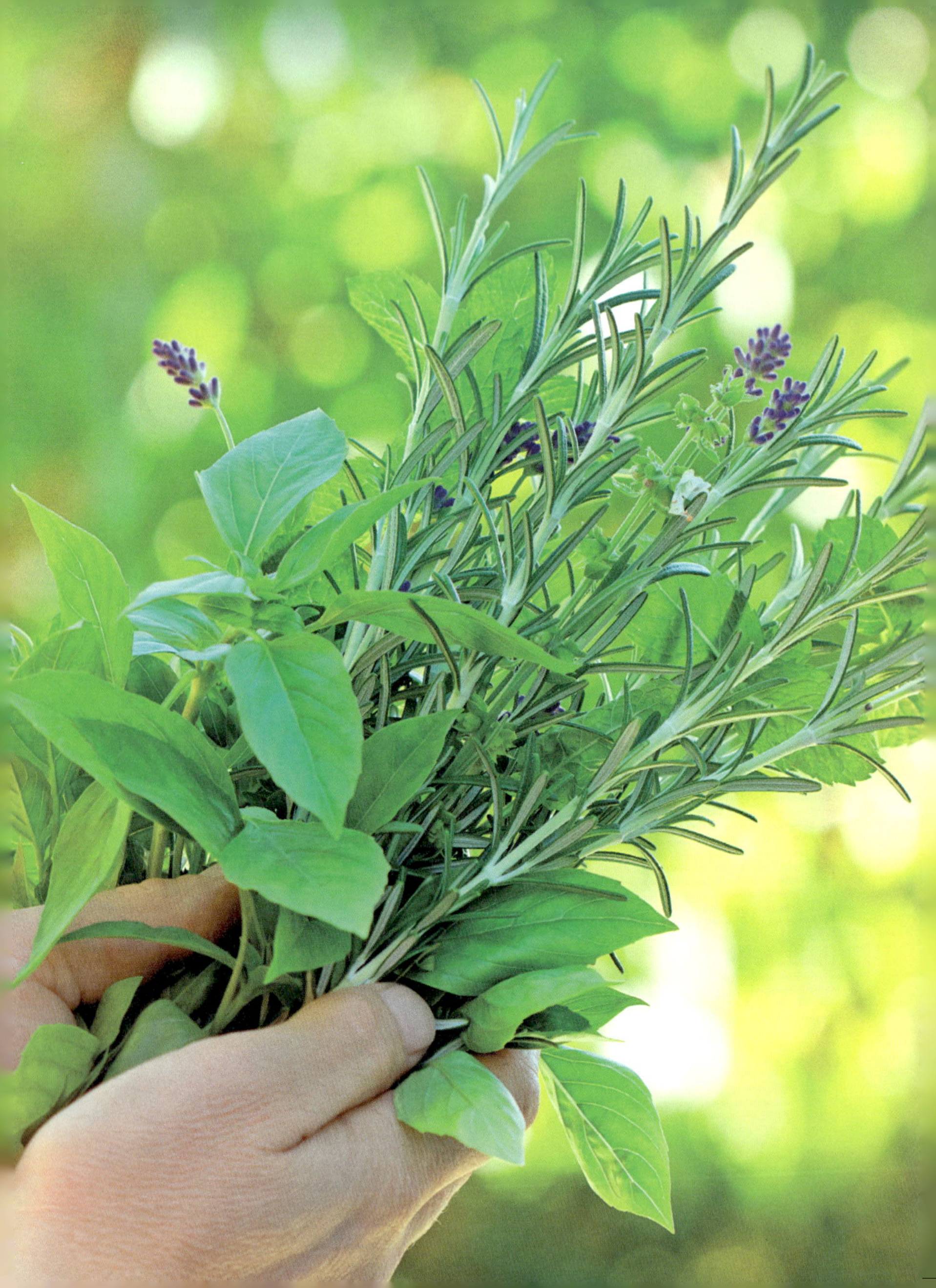

Vorwort

Mein nun bereits drittes Buch passt wunderbar in diese Zeit. Denn die Menschen sind gerade jetzt, in einer Phase totaler Veränderungen in dieser Welt, auf der Suche nach Halt. Gerade die Unterstützung aus der Natur und der Rückgriff auf das Wissen, das bereits unsere Vorfahren angewendet haben, können dies bieten. Mit der »Räucher-Apotheke für den Körper« habe ich Ihnen das Räuchern bei körperlichen Beschwerden nahegebracht. Aber auch auf seelischer Ebene kann das Räuchern Unterstützung bieten. Die Überlieferung des alten Wissens trägt dazu bei, dass viele Menschen in den Genuss dieser einfachen Methoden kommen und sie auch ohne Vorkenntnisse nutzen können.

Bei allen seelischen und psychischen Problemen, die ich für dieses Buch sorgfältig zusammengetragen habe, kann das Räuchern lösend wirken, und dank der vielfältigen Anwendungsformen findet jeder seinen Stil. Ich kann mit Überzeugung sagen: »Gegen alles ist ein Kraut gewachsen.« Altes Wissen war nie kompliziert und soll es auch nicht werden.

Mich freut es ganz besonders, dass ich aufzeigen kann, welche vielfältigen Hilfsmittel aus der Natur vor unserer Haustüre wachsen. Alles, was in unserer Heimat wächst, hat die Energie, die unser Körper kennt. Bei exotischen Zutaten ist das nicht unbedingt der Fall.

Ich wünsche Ihnen mit diesem Ratgeber viele gute Erfahrungen und seelische Unterstützung.

Über mich

Ich hatte das große Glück, in einer Zeit Kind zu sein, in der die Menschen noch selbstverständlich mit der Natur lebten. Mindestens ein Familienmitglied wusste über die Hilfsmittel aus Wald und Wiese Bescheid. Meist waren es die Großeltern, die wiederum von ihren Eltern in das alte Wissen eingeweiht worden waren. So wurde alles von Generation zu Generation weitergetragen.

So kam es, dass ich Einblick in die Vielfalt der Möglichkeiten gewann. Ich habe erlebt, dass die Frauen zu kranken Menschen gerufen wurden. Von all den möglichen Anwendungen war für mich immer schon das Räuchern die interessanteste Methode. Ich habe mir als Kind viel Wissen darüber angeeignet, ohne dass mir das bewusst war. Meine Großmutter erzählte mir immer, für welches Leiden welche Kräuter geeignet sind, und ich habe auch oftmals an meinem eigenen Körper erlebt, wie sie wirkten. In späteren Jahren merkte ich, wie wertvoll dieses Wissen ist und dass man es sowohl bei körperlichen als auch bei seelischen oder psychischen Leiden anwenden kann.

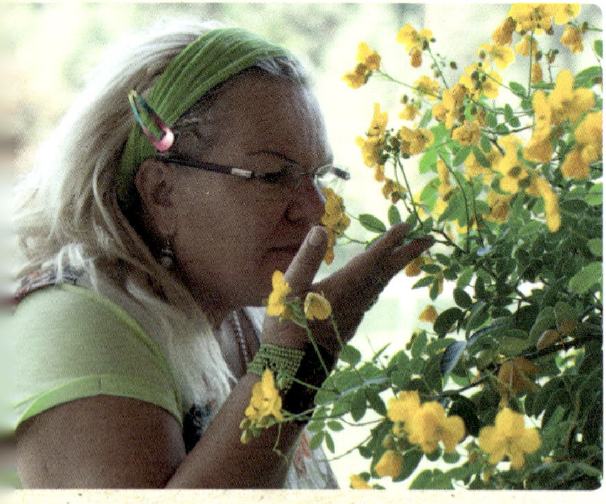

Ich habe selbst viel seelisches Leid erlebt und weiß, wie wichtig es ist, eine Möglich-

keit zu finden, dort so schnell wie möglich hinauszufinden. Deswegen werde ich in diesem Buch immer wieder Beispiele aus meinen eigenen Erfahrungen einbringen.
Heutzutage ist die Seele vieler Menschen sehr aufgewühlt, weil zahlreiche Situationen im Leben instabil geworden sind. Es ist eine große Herausforderung, all dies zu bewältigen. Man lässt sich leicht von Dramen, die einen nicht einmal persönlich betreffen, in die Angst lenken, und das eigene Seelenleid wird dadurch um ein Vielfaches potenziert. Ist man jedoch mit der eigenen Seele im Einklang, dann erscheinen auch die Dramen im Außen nicht ausweglos.

Das ist zumindest meine eigene Erfahrung. Immer wenn ich mein Bauchgefühl ignoriert habe, war mein Leidensweg viel länger und habe ich viele Ehrenrunden gezogen. Bis ich verstanden habe, dass die Seele meinen Lebensweg kennt und mich dorthin führen wird, wo ich hingehöre.

Ich habe eine Ausbildung zur Mentaltrainerin absolviert und schon vielen Menschen verständlich machen können, warum manche Situationen so sind, wie sie eben sind. Es gibt zahlreiche Hilfsmittel, die wir zur Verfügung haben, um dieses Leben in Harmonie und Freude zu meistern. Wenn wir aber gar nicht wissen, wie das Leben funktioniert, ist es wesentlich mühsamer. Wenn jemand gern Fußball spielen möchte, aber keine Ahnung von den Regeln hat, wird er bei jeder Spielsituation überfordert sein, und die Mitspieler werden auch keine Freude haben, wenn er den Ball ins falsche Tor schießt.

Früher hatten die Kinder deutlich mehr Anbindung an die natürlichen Abläufe des Lebens und wuchsen mit dem Wissen auf, worauf es im Leben ankommt. Die Natur hat es gezeigt, und die Großeltern hatten die Aufgabe, dem Kind dieses Wissen zu vermitteln. Heute sind wir von solch einem natürlichen Ablauf weit entfernt. Die Kinder sind nur kurz bei der Mutter und werden dann in die Kita gesteckt. Mit den Großeltern haben sie noch weniger Kontakt. Bis zum Ende der Schulzeit sind sie dann Systemen und Zwängen ausgeliefert und können sich nicht so entfalten, wie es die Natur vorsieht. Vor allem die Seele leidet darunter – schon vom zartesten Kindesalter an.

Ich bin heute 60 Jahre alt und blicke auf ein sehr erfülltes Leben zurück. So mancher würde sagen, dass es nun reicht mit Beruf und Selbstständigkeit. Bei mir ist das nicht so. Ich bin dankbar dafür, dass ich das alte Wissen weitertragen darf. Ich spüre auch, dass ich diese Berufung noch einige Zeit ausüben werde. Ich schreibe mit großer Freude meine Bücher, bin auf Reisen und halte Vorträge. Meine Räucherwerke, die ich selbst herstelle, tragen dazu bei, dass die Menschen wieder verstehen, wie wertvoll die Kraft der Natur ist.

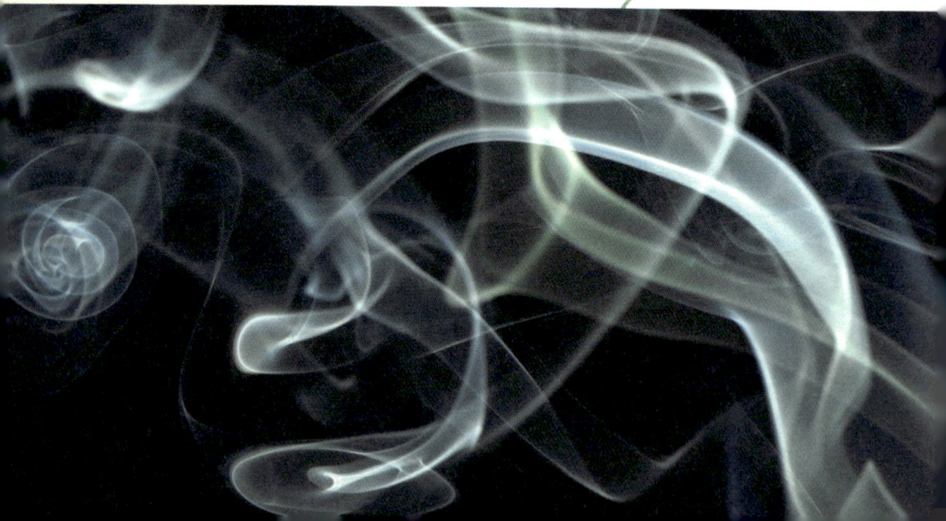

Was ist Räuchern – Wie und warum wirkt es?

Beim Räuchern geht es darum, das Wesen der Pflanze vom pflanzlichen Körper zu lösen. Dadurch können Blätter, Blüten, Hölzer, Rinden, Wurzeln, Knospen, Harze und Samen ihre Wirkung entfalten. Durch das Feuer geschieht eine Transformation, und durch den Rauch kann die Pflanze mit uns in Kontakt treten und uns alles geben, wozu sie imstande ist.

Was bewirkt das Räuchern?

- Ganzheitliches körperliches und seelisches Wohlbefinden
- Linderung von Schmerzen und Beschwerden
- Körperzellen und Stoffwechsel werden in Balance gebracht
- Anregung der Selbstheilungskräfte und Stärkung des Immunsystems
- Allgemeine Verbesserung auf allen Ebenen
- Unterstützung von Heilanwendungen wie z. B. Massagen und feinstofflichen Therapien

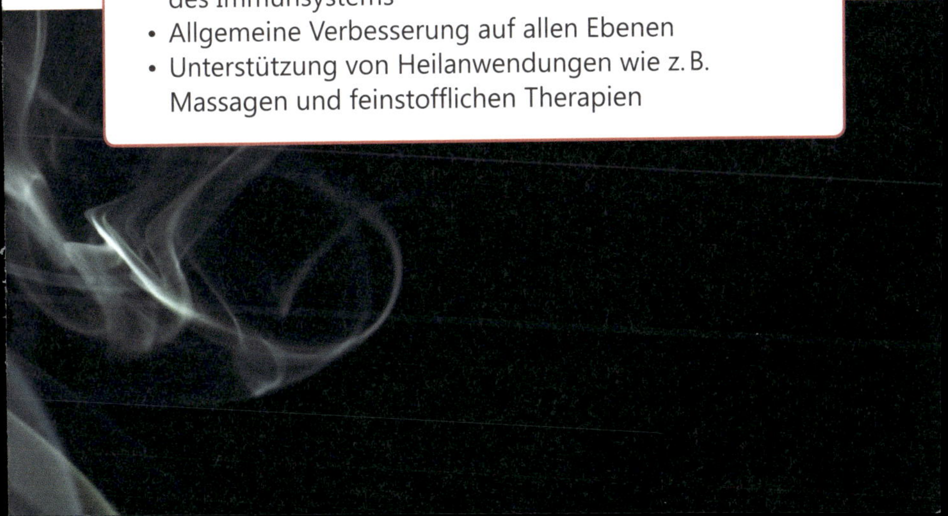

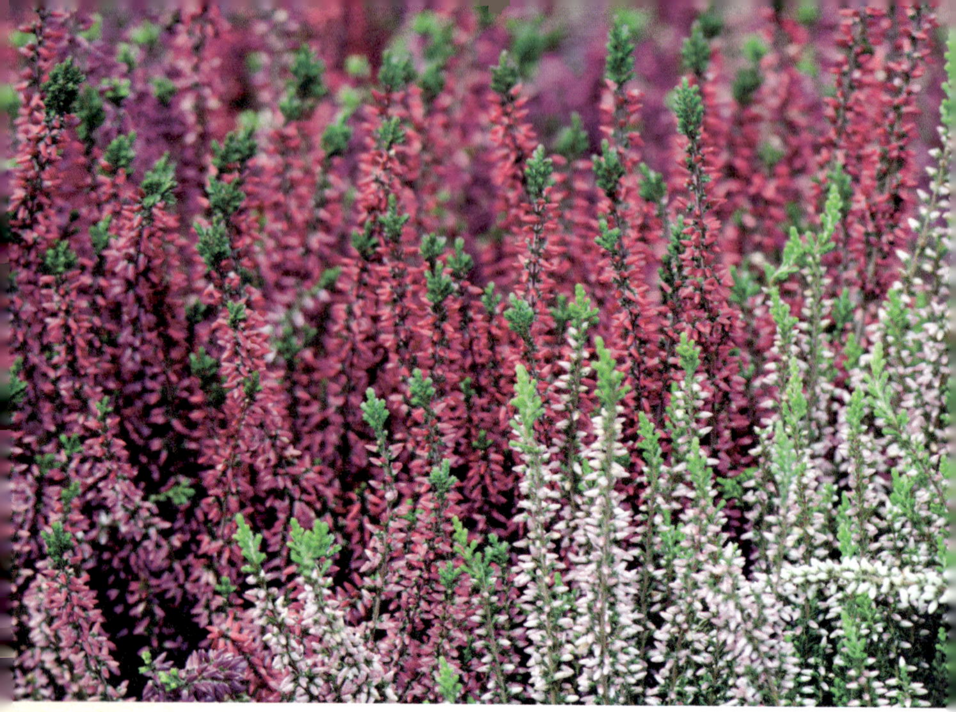

Das Räuchern ist so alt wie das Feuer. Es gab niemals ein Naturvolk, das diese Anwendung nicht für sich nutzte. Heute noch werden in naturnahen Regionen Wohnräume und Ställe durch Räuchern desinfiziert sowie Gegenstände und Kleider parfümiert. Natürlich kommt das Räuchern auch bei Krankheiten zum Einsatz. In unseren Regionen wurde noch im Mittelalter täglich zur Körper- und Raumpflege geräuchert. Bis in die 1960er-Jahre konnte man Räucherwerk zu Heilzwecken in der Apotheke kaufen: Tannenharz gegen Husten und Bronchialerkrankungen wurde als Straßburger Terpentin angeboten, Lärchenharz gegen Katarrhe und Erkrankungen der Atmungsorgane als Venetianisches Terpentin, Kiefernharz zur Lungenstärkung unter dem Namen Colophonium, Fichtenharz, auch Burgunderharz genannt, gegen Ausschläge und Rheuma und Wacholderharz oder auch Wachol-

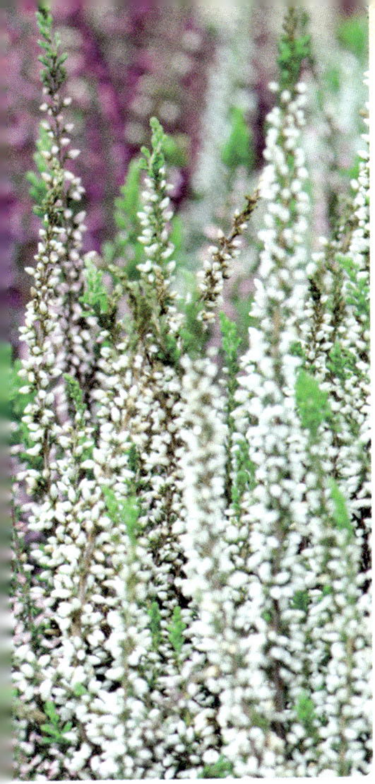

derbeeren gegen Quetschungen und Geschwülste. Ein berühmter Anwender des Räucherns auch bei körperlichen Beschwerden war Pfarrer Sebastian Kneipp. In alten Filmen ist dokumentiert, wie er mit der Räucherpfanne in Häusern herumgeht, um eine Reinigung der Räume zu vollziehen. Er empfahl auch, Heidekraut und Wacholder bei körperlichen Beschwerden zu verräuchern.

Das therapeutische Räuchern ist über Tausende von Jahren erhalten geblieben. Die Aromatherapie und auch die Parfümerie sind aus dem Wissen des Räucherns hervorgegangen. Parfüm leitet sich vom Lateinischen »per fumum« ab, was »durch den Rauch« heißt.

Gerade in der heutigen, so hektischen Zeit ist es wichtig, sich wieder der Hilfe aus der Natur zu entsinnen. Die Jagd nach immer mehr Leistung und Konsum bringt den Menschen zunehmend von seinem wirklichen Sein ab. Doch das Verlangen nach einer Rückbesinnung wird immer stärker, denn unsere Seele erinnert uns ständig daran, was wirklich wichtig ist. Und das ist nicht das Materielle, sondern es sind die inneren Werte. Das Räuchern kann die Brücke zu unserem Innern schlagen, dessen wichtige Botschaften wir vernehmen, wenn wir uns dafür Zeit nehmen. Das Räuchern ist eine Auszeit für die Seele.

Welche Räucher-anwendungen gibt es?

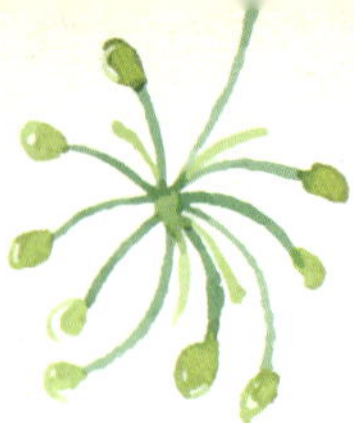

Räuchern als Brauchtum

In den Raunächten (21. Dezember bis 5. Januar) wird in vielen Teilen der Alpenländer nach wie vor geräuchert, vorwiegend allerdings in den Nächten vom 24. und 31. Dezember sowie vom 5. Januar. Die ursprüngliche Räuchermischung in meiner Heimat setzt sich aus Weihrauch, Myrrhe und Speik zusammen.[1]

Rituelles Räuchern

Das Räuchern als Ritus ist die einzige Anwendung, die nicht aus unserem Kulturkreis stammt. Wir sind kein Naturvolk mehr, bei dem Rituale zur Anbetung stattfinden. Heute können wir durch Reisen und moderne Medien viel darüber erfahren, was andere Völker praktizieren, und möchten es übernehmen.

Für uns ist es allerdings schwer nachvollziehbar, was es bedeutet, mit den Ahnen Kontakt aufzunehmen oder zu Göttern zu beten, die wir hier nicht kennen. Auch das entsprechende Räucherwerk, dessen Wirkung uns meist nicht bekannt ist, sollten wir nicht einfach verwenden, sondern immer hinterfragen, wofür es gut ist.

Räuchern zur Reinigung von Wohnräumen und Gegenständen

Alle Völker haben gewusst, dass das Räuchern eine natürliche Entsorgung von Energiemüll darstellt. Daher wurden auch überall täglich die Wohnstätten geräuchert. Bei uns wurde diese Me-

---

[1] Im Sommer 2016 erscheint ein Buch von mir über die Raunächte.

thode irgendwann vergessen. Doch wenn wir all die Belastungen, die wir um uns herum haben, nicht entsorgen, werden sie uns irgendwann zur Qual. Gerade Menschen, die unter viel Stress oder seelischen Problemen leiden, sollten in ihren Wohnräumen keine Altlasten haben, damit diese Belastungen ihre Schwierigkeiten nicht noch verstärken.

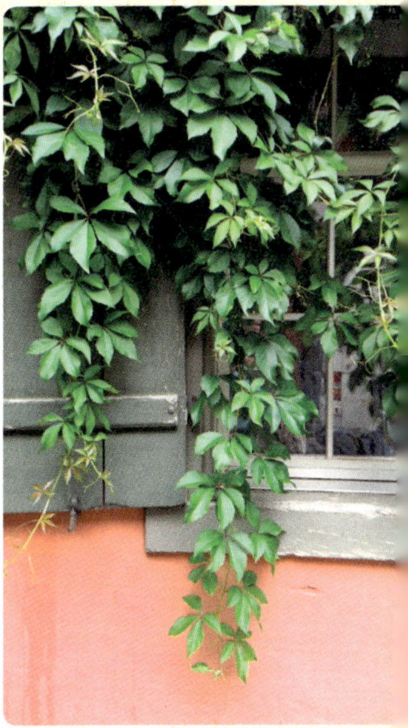

Ich war viel auf Reisen und habe bei vielen Naturvölkern erlebt, wie auch heute noch täglich zum Putzen geräuchert wird. Diesen Menschen ist es der Aufwand wert, ohne äußere Belastungen zu leben, und sie warten daher gar nicht ab, bis es sich lohnt, zu säubern.

Räuchern zur Linderung von körperlichen Beschwerden

Diese Räucheranwendung ist genauso alt wie die anderen Räucherarten. Jedes Naturvolk hat es verstanden, die Kraft der Natur auch für die Anwendung am Körper zu nutzen. Ursprünglich wurden Menschen, die körperliche Beschwerden hatten, in einen großen, runden Bottich gestellt. Darin wurde ein Räuchergefäß mit entsprechenden Räucherrezepturen aufgestellt, sodass der Rauch den ganzen Körper erfassen konnte. Damit es die Erkrankten bequemer hatten, wurden später der Räucherschemel und das Räuchertuch für die körperliche Anwendung entwickelt. Ich habe diese Räuchermethoden als Kind selbst miterlebt, weil sie auch meine Großmutter so praktiziert hat.[2]

---

[2] Diese Anwendungen sind sehr einfach, effektiv und schnell wirksam. Von diesen Räuchermethoden handelt mein Buch »Die Räucher-Apotheke für den Körper«.

Räuchern zur Linderung von seelischen Beschwerden

Nicht weniger wichtig als die Anwendung am Körper war es schon immer, die Seele zu nähren, wenn sie es brauchte. Man sagt zu Recht, dass Räuchern eine Auszeit für die Seele bedeutet. Sobald der Räuchervorgang beginnt, ist man sehr schnell in der Lage, die Hektik des Alltags abzustreifen und zur Ruhe zu kommen. Niemand kann unter Stress räuchern. Es wurde auch wissenschaftlich belegt, dass Räucherstoffe direkte Auswirkungen auf Emotionen, auf die Psyche des Menschen sowie auf das vegetative Nervensystem haben.

Ich denke, dass gerade in unserer jetzigen Zeit, die von den Menschen viel abverlangt, dieses alte Hilfsmittel immens wertvoll ist. In diesem Buch finden Sie zahlreiche Anwendungen für seelische Beschwerden.

Räuchern zur Linderung von psychischen Beschwerden

Die psychischen Krankheiten haben in den letzten Jahren rapide zugenommen. Die Menschen können die Anforderungen nicht mehr bewältigen und sind ständig in Zugzwang. Wurde etwas erledigt, will schon wieder etwas anderes bewältigt werden. Diesen psychischen Druck auszuhalten, erfordert viel Energie – und diese schwindet bei permanenter Überforderung schnell.

Das Räuchern kann auch hier gute Hilfe leisten und ist genauso leicht anzuwenden wie bei den anderen Beschwerden. Auch hierzu finden Sie Rezepturen in diesem Buch.

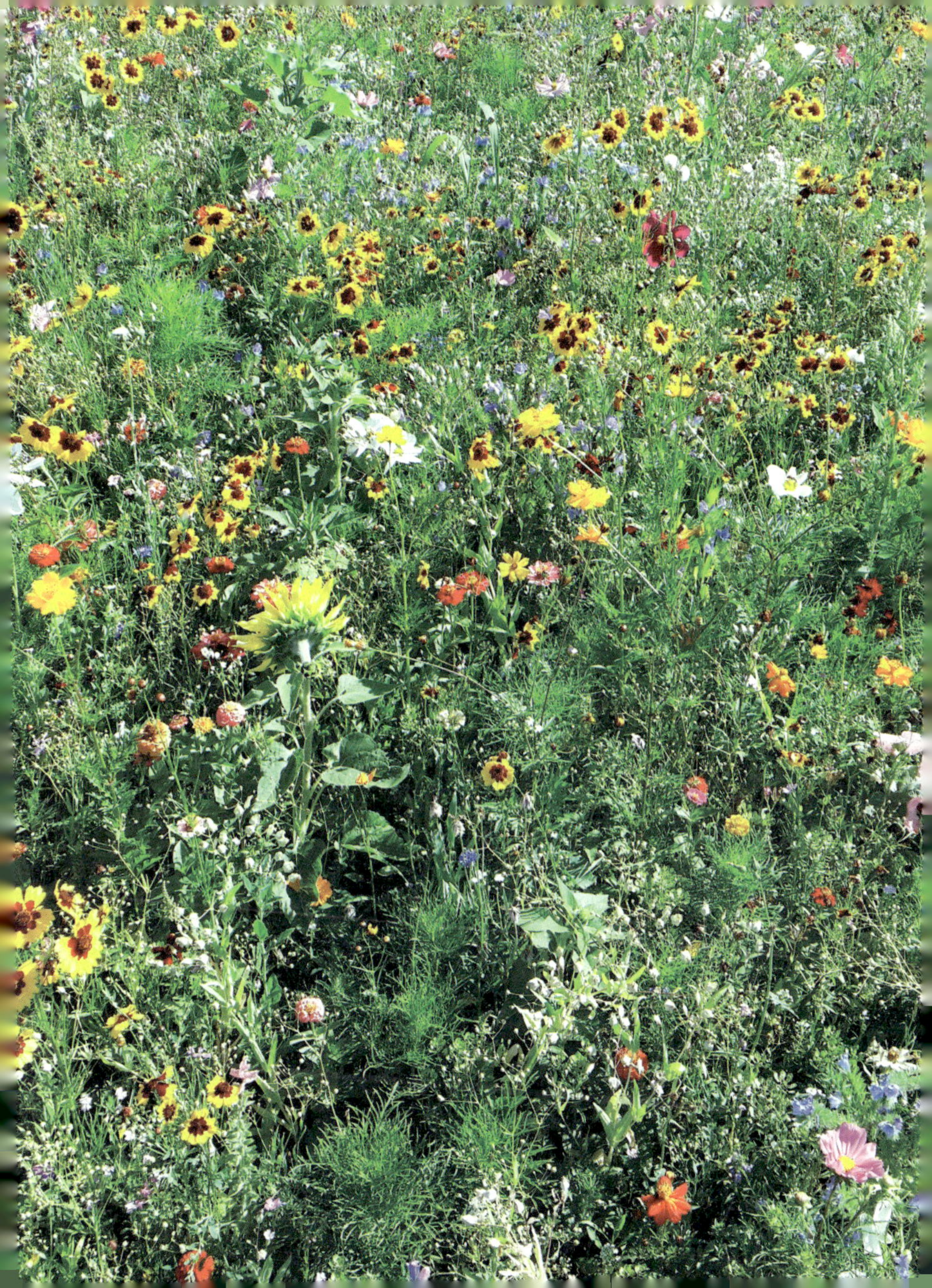

Welches Zubehör wird benötigt?

Räucherschale

Richtig:

Die Räucherschale sollte aus feuerfesten Materialien wie Speckstein oder Ton bestehen und muss nicht groß sein. Ein Durchmesser von 10–12 cm genügt. Eine flache Schale ist einfacher zu handhaben. Stellen Sie die Schale auf einen kleinen Teller, damit können Sie diese bei Bedarf leichter in andere Räume tragen.

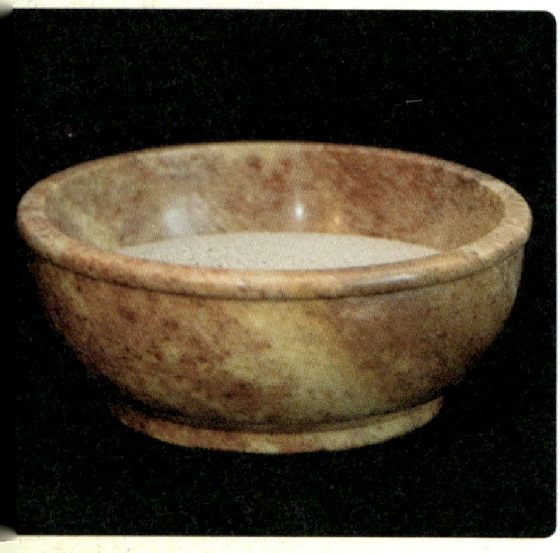

Falsch:

Räuchergefäße aus Glas oder Keramik sind nicht geeignet, weil diese Materialien bei Hitze springen können.

Die Schale sollte nicht zu tief sein, da sonst die Kohle erstickt. Auch ein kleines Räucherpfännchen mit Stiel ist für das Räuchern nicht gut geeignet, weil das Hantieren mit der Kohle darin sehr mühsam ist.

Ein Stövchen mit Teelicht gibt zu wenig Hitze, um Hölzer, Wurzeln und Harze aufzulösen. Doch wenn sich deren Inhaltsstoffe nicht entfalten können, fehlt die Kraft in der Mischung. Harze glosen über einem Teelicht nur an und verklumpen. Es ist schade um dieses wertvolle Räucherwerk, denn ein zweites Mal kann es dann nicht mehr verwendet werden.

Räuchersand

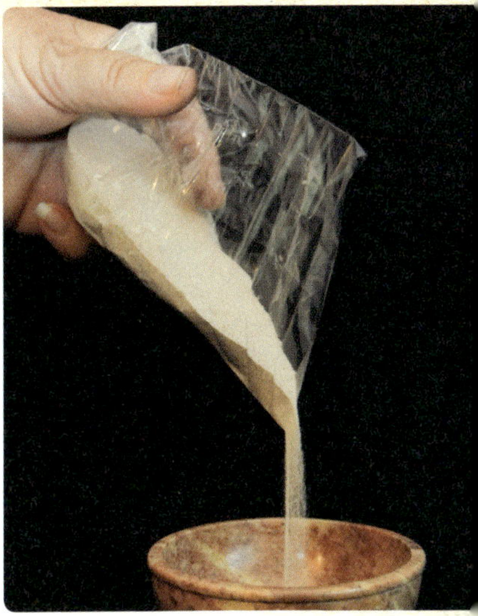

Der zum Räuchern verwendete Sand wird auch Feuersand genannt. Er hält die Hitze von dem Gefäß ab und erleichtert das Platzieren der Kohle.

Richtig:
Einmal in die Räucherschale geschüttet, bleibt der Sand dort. Falls die Menge mit der Zeit schwindet, weil man doch immer wieder mit der Asche etwas herausnimmt, wird nach Bedarf nachgefüllt.

Falsch:
Der Sand muss nicht nach jedem Räuchervorgang erneuert werden. Er wird nicht schlecht, höchstens ein wenig dunkler von den Rückständen der Räucherkohle.

Räucherkohle

Diese Kohle besteht aus gepresster Holzkohle und glost sehr gleichmäßig. Dadurch entsteht die Temperatur, die notwendig ist, um die Hölzer, Harze, Blüten, Blätter und Wurzeln schonend zu verräuchern. Wenn die Hitze zu groß ist, z. B. wenn Sie Glut aus dem Ofen nehmen, verbrennen die Blätter oder Blüten sofort und können ihre Wirkung nicht entfalten. Ist die Hitze zu gering, können die harten Teile wie Holz und Harz ihre Wirkung nicht entfalten.

Bei einer Anwendung für den Körper ist es sehr wichtig, Rauch zu erzeugen, damit die Wirkung den Körper auch erreicht. Er ist völlig harmlos, weil er nur aus dem besteht, was man an Räucherwerk auflegt. Ich werde immer wieder gefragt, wie die Zimmerdecke in meiner Wohnung aussieht. Die Leute vermuten, weil ich so viel räuchere, sei meine Decke schwarz. Das ist natürlich nicht der Fall, denn bei getrockneten Zutaten entsteht ja nur weißer Rauch. Wären die Zutaten feucht, entstünde dunkler Rauch. Aber das macht, glaube ich, niemand – denn der Gestank wäre gar nicht auszuhalten.

Die Kohle selbst gibt keinen Rauch ab, sondern glost nur.

Vor einigen Jahren gab es noch sehr viele Räucherkohlen auf dem Markt, die in der Qualität sehr schlecht waren, d. h., sie haben einen starken Geruch verbreitet und selbst geraucht. Sie hatten zudem Luftlöcher und sind oft nach dem Entzünden wieder erstickt. Heute sind viel bessere Räucherkohlen auf dem Markt, und diese sind auch leicht zu handhaben.

Wie zündet man die Kohle an?

Mit der Räucherkohle haben viele Menschen Probleme und lassen dann das Räuchern oftmals sein, weil sie nicht damit umzugehen wissen.

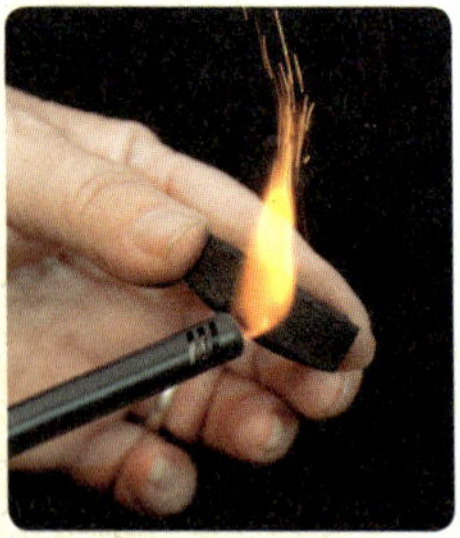
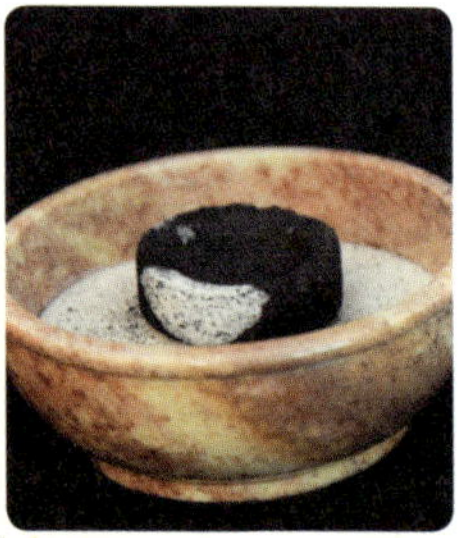
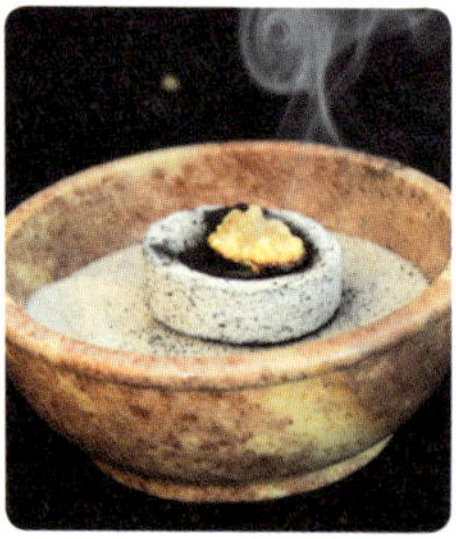

Richtig:
Zünden Sie die Kohle an der Kante mit einem Streichholz, einem Gasanzünder oder einem Feuerzeug an. Wenn die ersten »Sternchen« zu sehen sind, erschrecken Sie bitte nicht. Die sind harmlos.

Nun heißt es, Geduld haben und so lange den Anzünder an die Kohle halten, bis die »Sternchen« von allein weiterlaufen. Legen Sie die Kohle nach dem Anzünden auf den Sand, der sich in der Räucherschale befindet. Warten Sie, bis die »Sternchen« von einem Ende zum anderen durchlaufen (das geht ganz schnell). Erst dann ist die gesamte Kohle heiß, und Sie können das Räucherwerk auflegen.

Falsch:
Zünden Sie die Kohle nicht in der Mitte an. Das ist sehr mühsam und funktioniert nicht. Ziehen Sie das Feuer nicht sofort weg, wenn Sie die »Sternchen« sehen. Wenn Sie ungeduldig sind und die Kohle nicht lange genug anbrennen lassen, erlischt das Feuer wieder.

Legen Sie das Räucherwerk nicht auf, wenn die »Sternchen« noch nicht durch die Kohle hindurch sind. Die Kohle kann sonst ersticken.

Oft höre ich, dass Menschen mit dem Auflegen des Räucherwerkes warten, bis die Kohle einen weißen Rand bekommt. Das ist nicht notwendig, weil der weiße Rand nur durch die Hitze der Kohle entsteht. Sie wird aber, nachdem die »Sternchen« hindurchgegangen sind, nicht mehr größer.

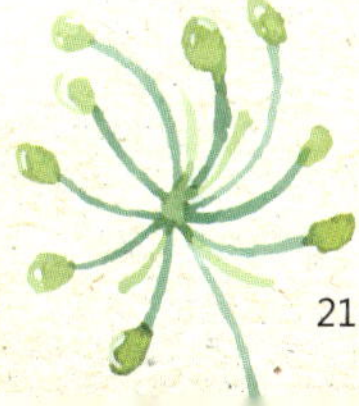

Räucherwerk

Für jedes Krankheitsbild, das ich in diesem Buch beschreibe, gibt es das passende Räucherwerk. Um einen guten Erfolg zu erzielen, sollte genau diese Rezeptur angewendet werden. Die Zutaten sind aufeinander abgestimmt und »vertragen« sich auch. Wenn nicht alle beschriebenen Zutaten genommen werden, reduziert sich die Wirkung.

Worauf kommt es beim Räucherwerk an?

Schon Paracelsus hat gesagt: »Geht hinaus in die Natur. Dort wartet alles auf euch, was ihr benötigt, aber wisset eines, jedes Kraut hat seine Aufgabe und kann nicht für alles herhalten!«

Genau so verhält es sich beim Räuchern. So zahlreich die Krankheiten sind, so vielfältig muss das Räucherwerk sein. Es gibt viele Hilfsmittel aus der Natur, jedoch müssen sie genau dafür eingesetzt werden, wo sie auch wirken können.

Kräuterwissen ist hier sehr wichtig. Die Kräuter müssen zum richtigen Zeitpunkt geerntet werden, damit sie die Kraft auch genau dort haben, wo sie gebraucht wird. Wenn ich die Kraft eines Blattes brauche, darf ich es nicht pflücken, wenn sie in der Blüte oder in der Wurzel der Pflanze ist.

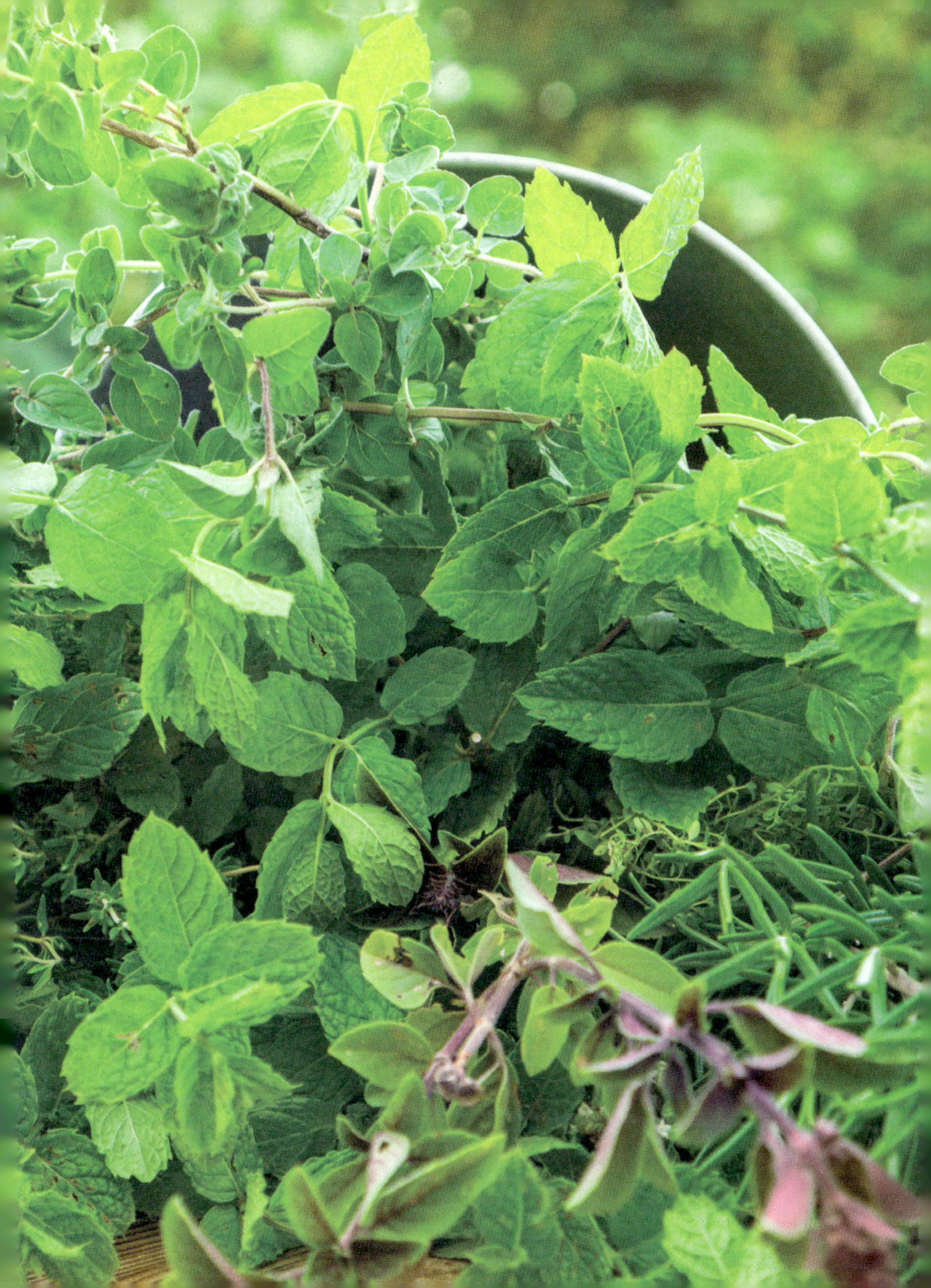

Anwendung des Räucherns bei seelischen und psychischen Beschwerden

Das seelische Wohlbefinden ist in diesen Zeiten ganz besonders wichtig, weil uns viele Reize aus der Balance bringen. Wir müssen heutzutage viel mehr erledigen als noch vor 20 Jahren – der Tag hat aber immer noch nur 24 Stunden. Wir haben Handy, Internet, Fernsehen und soziale Netzwerke. Die meisten Menschen lassen aber nicht etwas Altes los, um etwas Neuem Platz zu machen, sondern packen alles zusätzlich in ihren Alltag. Das kann auf Dauer nicht gut gehen und führt unweigerlich zu Überforderung. Die Kommunikation in der Familie bleibt auf der Strecke, weil jeder in seiner Welt lebt und gar nicht mehr mitbekommt, was die anderen tun oder fühlen.

Das Räuchern für die Seele ist eine gute Unterstützung, um die Sinne für das Wesentliche zu schärfen und auch wieder auf das Bauchgefühl zu hören. Das schenkt uns Orientierung, denn der Bauch gibt uns immer Signale, sobald wir in unserem Leben einen Richtungswechsel benötigen.

Welche Möglichkeiten der Anwendung gibt es?

Räuchern in Wohnräumen

Suchen Sie sich einen ruhigen Ort, nehmen Sie an einem Tisch Platz, und stellen Sie die Räucherschale darauf. Entzünden Sie die Kohle, und legen Sie das dem Seelenthema entsprechende Räucherwerk auf. Sie brauchen nur so viel, wie zwischen zwei Finger passt.

Entspannen Sie sich, und legen Sie nach Belieben nach. Da die Kräuter eine Nachwirkung haben, sollten Sie zwischen zwei Räuchergängen aber etwas warten. So, wie es sich für Sie gut anfühlt, ist es richtig. Beim Räuchern gibt es keine Dosieranleitung. Jeder benötigt andere Mengen. Sie dürfen ganz entspannt sein, denn Fehler können keine passieren.

Die Räucherschale können Sie in andere Räume tragen, damit sich die Information auch z. B. im Schlafzimmer, im Bad oder in der Küche entfaltet. Es reicht aus, in jedem Raum dezent zu räuchern. Dann müssen die Räume anschließend auch nicht gelüftet werden. Nur wenn einmal intensiver geräuchert wurde, ist dies sinnvoll.

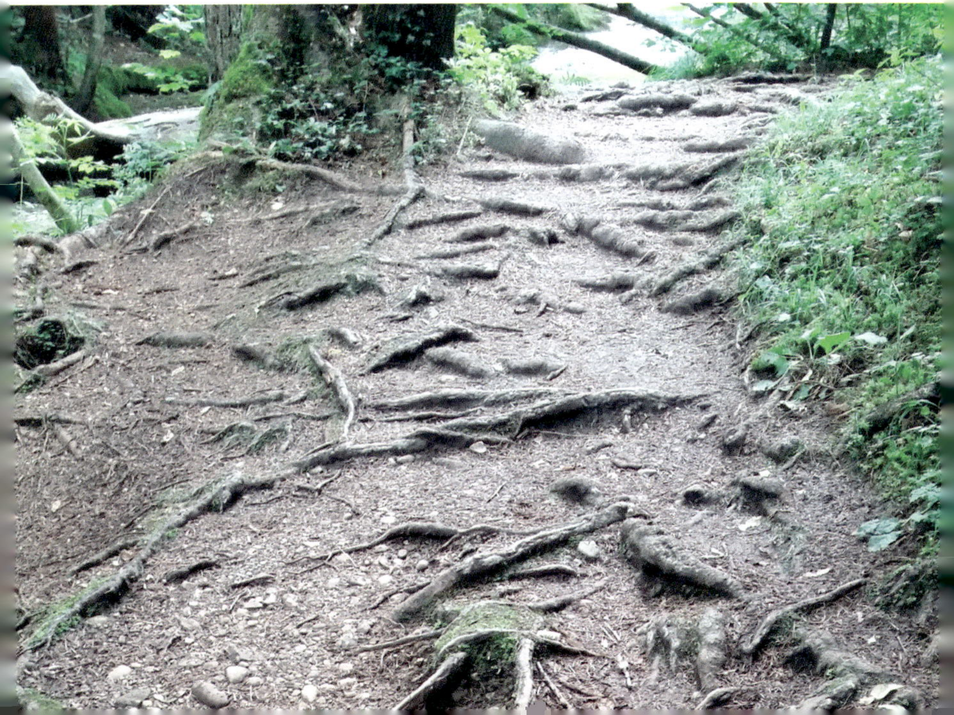

Räuchern im Freien

Wenn Sie das Bedürfnis haben, das Räuchern im Freien anzuwenden, dann tun Sie es. Es sollte allerdings möglichst windstill sein, ansonsten könnte der Rauch fortgeweht werden und nicht auf Sie wirken. Auf dem Balkon, der Terrasse oder auf einer Bank im Garten ist die Anwendung ein Genuss und Balsam für die Seele. Genießen Sie die Zeit, und lehnen Sie sich zurück. Tun Sie einfach nichts. Horchen Sie in sich hinein, oder sehen Sie dem Rauch zu. Das entspannt ungemein.

Wenn Sie Kinder haben, sollten Sie ihnen eine Räucherung nicht vorenthalten. Kinder lieben das Räuchern, und sie benötigen diese Unterstützung aus der Natur genauso wie wir Erwachsene. Mein Enkel Gabriel sagt oft zu mir: »Oma, gehen wir wieder heizen?« Auch Tiere lieben die Düfte. Und Räuchern ist für niemanden schädlich.

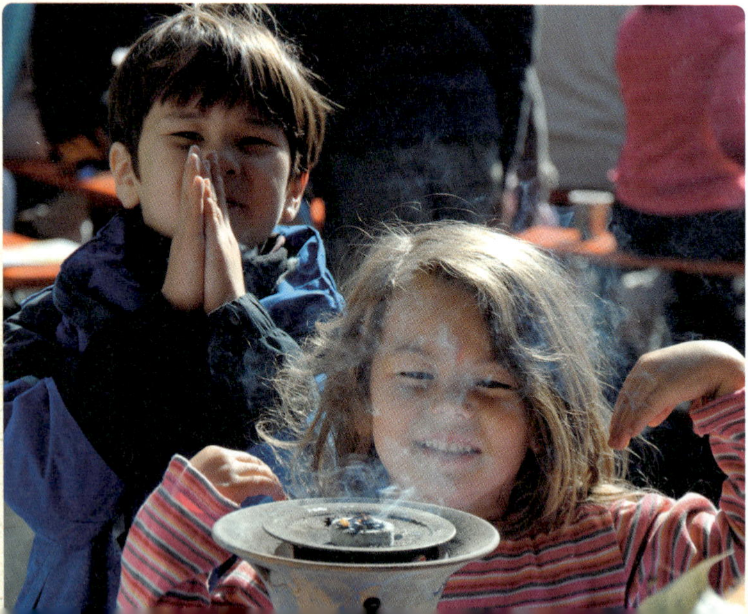

Räuchern mit dem Räucherschemel

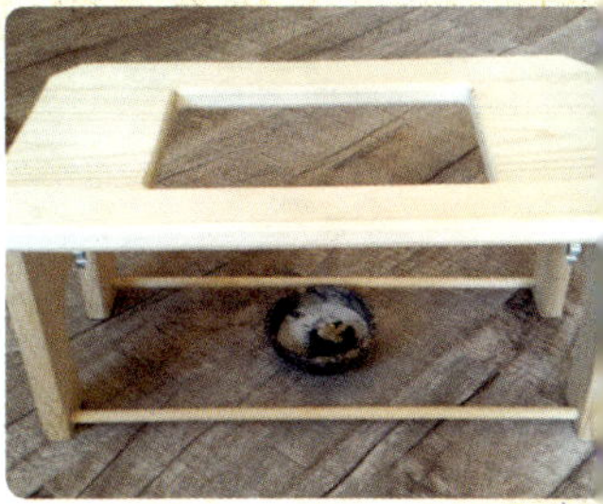

Diese alte Methode habe ich bei meiner Großmutter erlebt, und auch viele andere Menschen haben sie angewendet. Auf den Schemel werden die Füße bequem abgestellt. Unter den Schemel platziert man das Räuchergefäß. Dadurch kann der feinstoffliche Rauch besonders leicht die Fußsohlen erreichen. Auf diese Weise kann noch viel effektiver geräuchert werden, weil die Wirkstoffe des Räucherwerkes viel schneller zum Körper und zur Seele gelangen.

Der Räuchervorgang ist derselbe. Die Dosierung erfolgt auch hier nach Gefühl. Mit dem Schemel können Sie auch mehrere Durchgänge machen. Sie sitzen also nicht eine Stunde am Schemel, sondern unterbrechen die Anwendung immer wieder und wiederholen sie dann. Da die Räucherkohle ja lange heiß bleibt, können Sie sich Zeit lassen.

Sinnvoll ist es auch, vor einer Räucherung für die Seele oder die Psyche zuerst eine Räucherung zur Reinigung des Körpers aufzulegen. Dadurch können Belastungen noch leichter weichen. Verschiedene Themenräucherungen sollten Sie immer nacheinander und nicht gleichzeitig auflegen. Sonst könnte eine Wechselwirkung der Zutaten auftreten, und die Wirkung wäre vermindert.

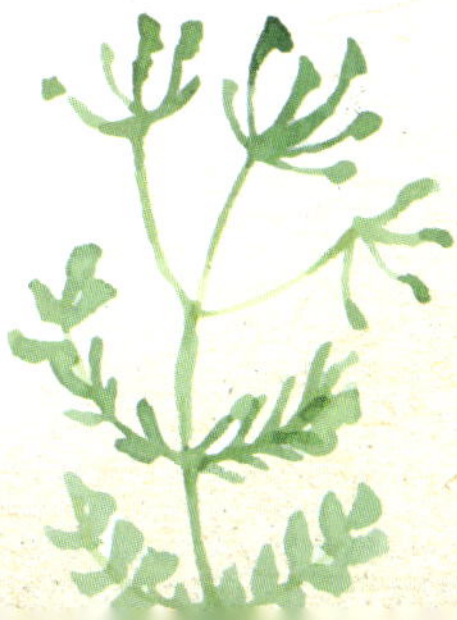

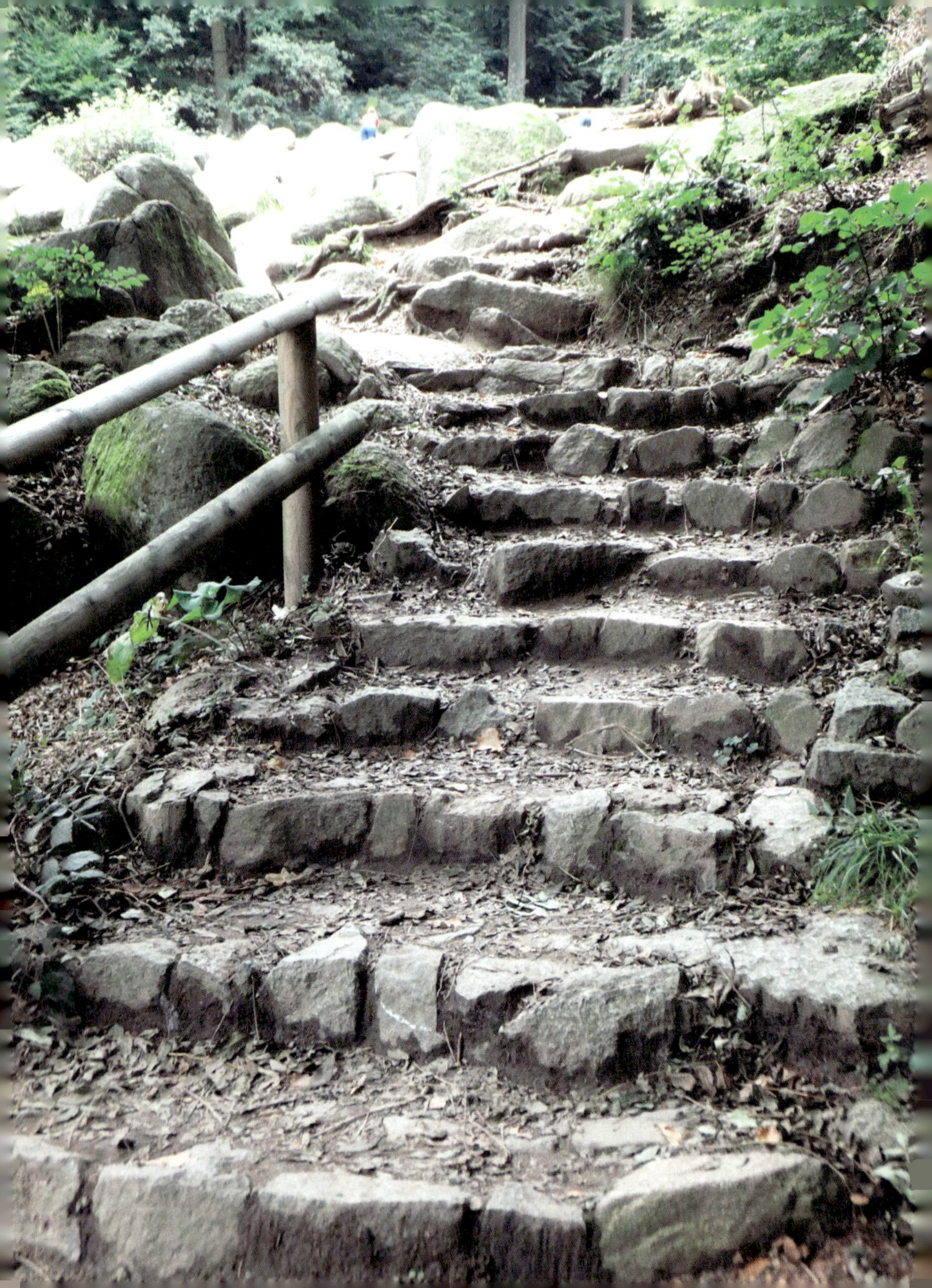

Wie funktioniert das Leben?

Für viele Menschen ist das Leben ein Wartezimmer. Unbewusst warten sie darauf, dass irgendwann etwas geschieht oder sie endlich das machen, was sie »eigentlich« immer schon wollten. Aber sie tun es doch nicht. So verpassen sie das Leben und all die Chancen, die es hätte bieten können. Dann sind sie frustriert und beschweren sich, dass das Leben ihnen nichts Besseres geboten hat. Sie spielen ein Leben lang »Opfer«, anstatt sich bewusst zu entscheiden, Schöpfer/-in und Gestalter/-in ihres Lebens zu sein und ihrem Herzen zu folgen – gegen alle Argumente ihres Verstandes. Denn der macht ihnen Angst, sie könnten etwas verlieren. Sie klammern sich an vermeintliche Sicherheiten im Partner, der Rente, dem Arbeitsplatz. Doch sie sind schon »scheintot«, bevor sie gestorben sind.

Was jeder Mensch aus seinem Leben macht, entscheidet er selbst. Es hat wenig Sinn, immer nur dagegen zu sein, zu jammern, sich zu beklagen und zu beschweren und alles zu bekämpfen. Nirgends steht, dass das Leben ein Kampf sein muss. Wir leben heute in einer Gesellschaft, in der das Materielle wichtiger ist als die inneren Werte. Die Menschen jagen dem Geld nach und glauben, dass es im Leben darauf ankommt, Reichtum anzusammeln. Dabei geht es im Leben darum, zu erkennen, dass genau die Werte, die man nicht kaufen kann, das Leben ausmachen. Was nützt einem das viele Geld, wenn man die Seele verkümmern lässt und sie gar nicht mehr bemerkt?

Das letzte Hemd hat keine Taschen. Was bleibt aber von diesem Leben übrig, wenn die Hausaufgaben, mit denen die Seele zur

Welt gekommen ist, nicht erledigt wurden? Die Seele sendet uns ständig Signale, damit wir in uns spüren, welchen Weg wir gehen sollen. Heute sind die Menschen aber oft nicht mehr in der Lage, sich selbst zu spüren oder ihre innere Stimme wahrzunehmen. Wenn uns diese Orientierung allerdings fehlt, drehen wir uns im Kreis und ziehen eine Ehrenrunde nach der anderen. Dadurch entstehen Hektik und Stress.

Der meiste Druck entsteht nicht durch die Vorgänge im Außen, sondern durch den unaufgeräumten Zustand in unserem eigenen Innern, durch den Stress, den wir uns selbst machen, durch innere Unrast und Unzufriedenheit, durch Ablenkung mit unwesentlichen Dingen, durch Unklarheit darüber, was das Wesentliche und Wichtige in unserem Leben ist. In unserer Außenwelt spiegelt sich lediglich der Zustand unserer Innenwelt.

Jeder negative Gedanke wirkt sich zu unserem Schaden aus. Wie oft haben Sie sich schon selbst durch Zorn, Furcht, Eifersucht und Rachedurst Wunden geschlagen?

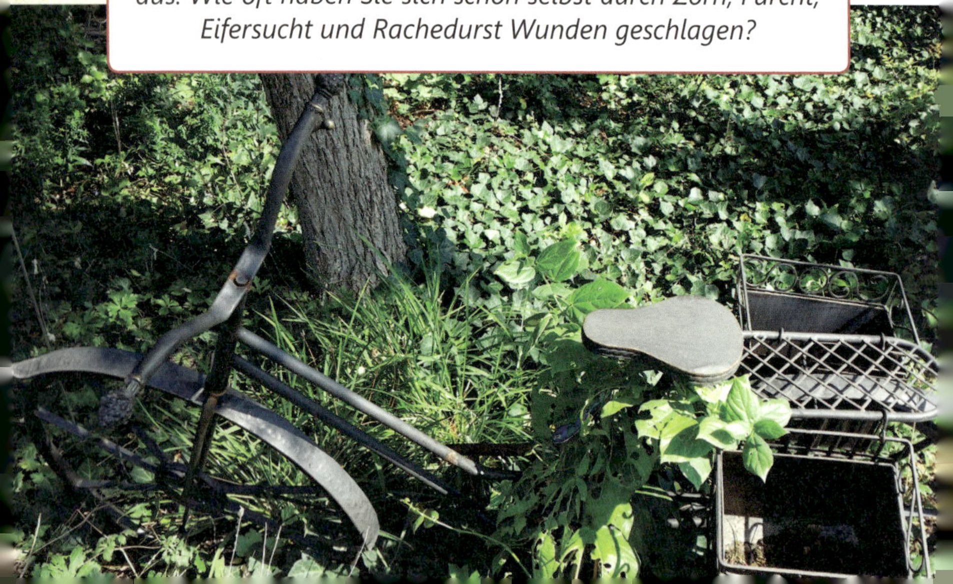

Die geistigen Gesetze

Das Leben ist wesentlich leichter zu verstehen, wenn man weiß, dass alles, was ist, nach geistigen Gesetzen abläuft. Den meisten Menschen sind diese Gesetze unbekannt. Aber sie wirken trotzdem, ob jemand daran glaubt oder nicht. Ich möchte hier einige der wichtigsten erläutern.

Das Gesetz der Entsprechung

Das Gesetz der Entsprechung oder Analogie sagt: »Wie oben, so unten; wie unten, so oben. Wie im Kleinsten, so im Größten. Wie innen, so außen.« Damit sagt das Gesetz auch, dass ein bestimmter Inhalt immer eine bestimmte Form haben muss – Inhalt und Form sind identisch. Das Außen ist das Spiegelbild des Inneren. Wenn ich das Innere verändere, verändert sich automatisch das Äußere.

Habe ich Bewusstsein, dann hat auch jede Zelle Bewusstsein. Dieses Gesetz hat Gültigkeit vom Kleinsten – elektrischen Teilchen, Atomen, Molekülen, biologischen Zellen, Organen und Organismen – bis zum Größten – Planeten, Sonnensystemen, Galaxien und letztlich dem ganzen Universum. Und das gilt genauso für die feinstofflichen und geistigen Ebenen.

Das Gesetz des Erfolges

Die wichtigste Regel des Erfolges lautet: Erfolg ist etwas, was erfolgt. Machen Sie sich bewusst: Es heißt Er-folg, und nicht Erkämpf. Um Erfolg zu haben, muss ich nicht bitten und nicht handeln. Allein ein Gedanke hat schon Folgen. Damit etwas erfolgen kann, muss etwas anderes vorausgehen. Sobald jemand etwas tut, muss daraus etwas erfolgen. Somit ist jeder immer zu 100 Prozent erfolgreich.

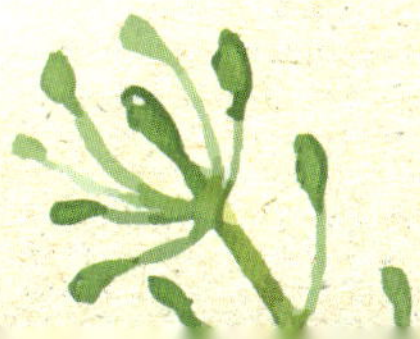

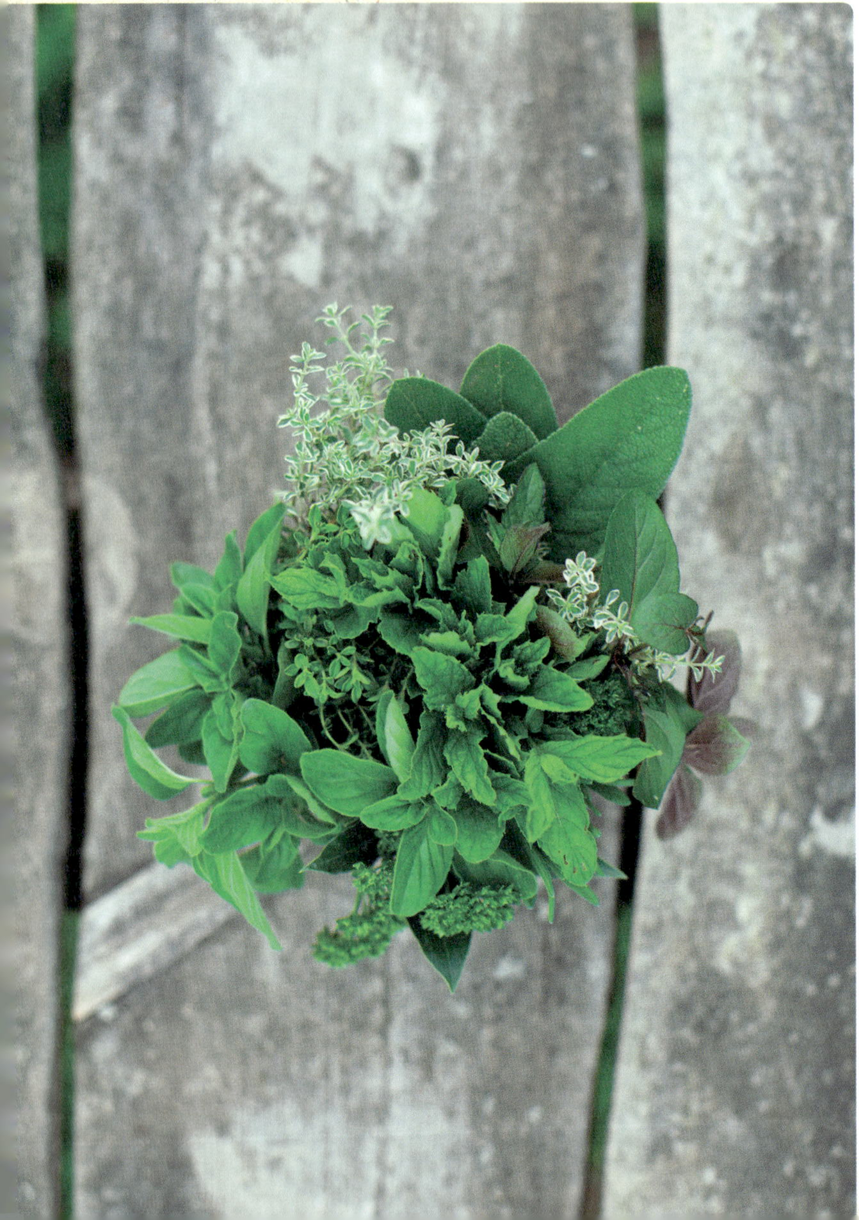

Es erfolgt vielleicht nicht das, was ich mir wünsche, dringend brauche oder unbedingt haben will – sondern genau das, was ich verursacht habe, ganz gleich, ob es mir gefällt oder nicht. Jeder bekommt im Leben nur das, was er verursacht. Nicht mehr, nicht weniger – und nichts anderes. Es gibt daher weder unverdientes Glück noch unverdientes Leid, es gibt nur Ursache und Wirkung. Am Anfang steht immer eine Ursache. Sie können alles verursachen, natürlich auch Ihren Erfolg. Das Leben hat keine Möglichkeit, nichts erfolgen zu lassen oder etwas anderes als genau das, was der von Ihnen gesetzten Ursache entspricht.

Machen wir uns bewusst: Das Leben reagiert nur auf Ihre Anweisungen, Ihre Bestellungen an es. Situationen, Umstände, Begegnungen, Zufälle, Erfolge, Schicksalsschläge ... alles folgt nur Ihrer Anweisung. Jeder Gedanke, jedes Gefühl, jedes Wort und jede Handlung ist eine Ursache und kehrt als Ereignis zu Ihnen zurück. Wenn wir unsere Überzeugungen nicht bewusst bestimmen, übernehmen die bisherigen Überzeugungen die Gestaltung unserer Zukunft. Jeder erlebt so seinen als Realität sichtbar gewordenen Glauben. Jede Mühe zeigt nur, dass es anders leichter ginge. Erfolgreich zu sein, kostet nicht mehr Mühe, als erfolglos zu sein, macht aber viel mehr Spaß. Denn ob ich die richtige Ursache setze oder die falsche, macht vom Aufwand her keinen Unterschied.

Das Gesetz des Glaubens

Wir glauben zu viel an den praktischen Wert des Wissens und wissen zu wenig vom praktischen Wert des Glaubens. Dieser Glaube ist das Erinnern an die eigene, göttliche Natur des Menschen. Man sagt: Dir geschehe nach deinem Glauben, das ist ein geistiges Gesetz. Sorgen wir also stets dafür, dass wir das Richtige glauben. Denn nicht das, was wir wollen, geschieht, sondern das, was wir glauben. Die Geisteskraft des Glaubens schließt uns an die eine Kraft des Universums an, der nichts unmöglich ist.

Wissen stellt Tatsachen fest, Glauben schafft Tatsachen. Glaube ist ein inneres Wissen, das nicht auf äußeren Beweisen beruht. Es ist ein inneres Erkennen der Wahrheit und Wirklichkeit. Wahrer Glaube ist die Gewissheit, dass das Gewünschte in Erscheinung treten muss, wenn ich mich der einen Kraft ganz öffne und sie auf das erwünschte Ziel lenke. Auch, wer nicht glaubt, glaubt in Wahrheit, nur eben das Gegenteil des Erwünschten. Zweifel ist Glaube, der gegen Sie arbeitet! Also sollten wir gläubig bejahen: Ich glaube, dass die eine Kraft mich jetzt heilt, mir jetzt hilft. Heilung ist immer zuerst ein Wachsen im Bewusstsein. Andauerndes gläubiges Bejahen als Erkennen der inneren Wirklichkeit löst alle Hindernisse auf, lässt die Heilungsenergie frei fließen und ermöglicht vollkommene Gesundheit. Damit kann der erwünschte Endzustand eintreten.

Das Gesetz von Ursache und Wirkung

Wo eine Schöpfung ist, muss immer auch ein Schöpfer sein, denn das Gesetz lautet: »Nichts kommt von nichts!« Wenn der Bauer Roggen sät, wird er Roggen ernten und keinen Weizen. Nichts ist Zufall, alles gehorcht dem Gesetz von Ursache und Wirkung.

Alle sichtbare Schöpfung ist eine Wirkung, hinter der ein Schöpfer steht, dessen Wille sich auswirkt. Immer gibt es einen Zusammenhang zwischen dem, was war, und dem, was folgt – zwischen Ursache und Wirkung. Zufall ist nur ein Ausdruck für eine verborgene, unbekannte Ursache, niemals aber geschieht etwas ohne Ursache. Zufall ist das, was mir aufgrund meines So-Seins zu-fällt. Natürlich können wir tun und lassen, was wir wollen, aber wir können nicht »wollen, was wir wollen«. Denn auch für unseren Willen gibt es Ursachen, bestehend aus Umwelteinflüssen, Meinungen, Erfahrungen und Umständen, die alle wieder eine Ursache haben.

Und doch haben wir in jedem Augenblick des Lebens die Möglichkeit, in diese Kette einzugreifen, eine Wirkung zu verändern, indem wir eine neue Ursache setzen. Doch es gibt nichts außerhalb des Gesetzes, und nicht geschieht im Gegensatz zu ihm.

Das Gesetz selbst hat keine Entscheidungsfreiheit, es ist der treue Diener des Schöpfers, und jede Wirkung entspricht in Qualität und Quantität immer genau der Ursache. Die letzte Ur-Sache hinter allem Sein ist immer die schöpferische Urkraft, die eine Kraft, die wir Gott nennen.

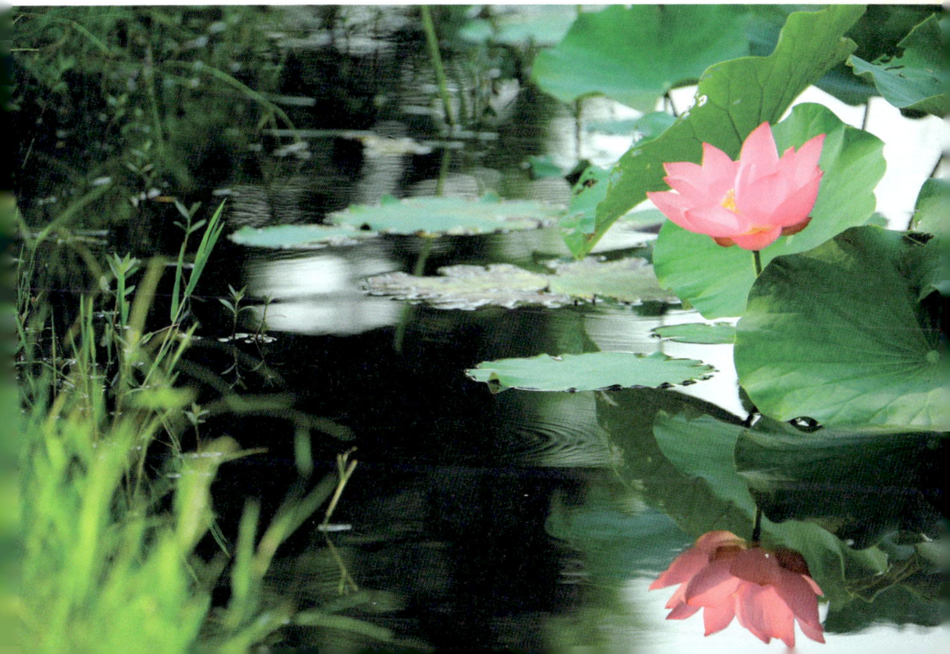

Das Gesetz der Resonanz

Gleiches zieht Gleiches an und wird durch Gleiches verstärkt. Ich ziehe das in mein Leben, was ich denke. Ungleiches stößt einander ab. Jeder kann nur das anziehen, was seiner derzeitigen Schwingung entspricht. Unser Verhalten bestimmt unsere Verhältnisse. Angst zieht also das an, was wir befürchten. Wenn etwas im Außen passiert, was mich gar nicht freut, dann wäre also die Frage zu stellen: Was sende ich aus, wodurch ich diese Situation anziehe? Ändere ich die Frequenz in meinem Inneren, ändert sich automatisch die Situation im Außen.

Das Gesetz der Resonanz ist das Gesetz der Übertragung von Energie. Denn jede Schwingung überträgt die in ihr wirkende Energie auf jeden gleich schwingenden Körper. Gleich gestimmte Körper und Seelen verstärken dadurch gegenseitig ihre Schwingung und damit die ihnen wesensgleiche Energie. Je nach unserem Gestimmt-Sein sind so positive wie negative Beeinflussungen möglich.

Es liegt jedoch in der Freiheit unserer Wahl, welchen Schwingungen wir uns öffnen, welchen wir uns verschließen, welche wir verstärken oder schwächen. Darauf beruht die Wirkung der Mantras und der heiligen Gesänge. Wir schwingen uns durch das Singen auf die ihnen innewohnende Energie ein und lassen diese in uns wirken. Durch das Einschwingen auf diese hohen Schwingungen können wir in uns Bereiche aktivieren, die bisher zwar latent vorhanden, aber nicht wirksam waren. So bringt uns die Intonation des Urlautes der Schöpfung, das Wort »OM«, in Resonanz mit der Schwingung des Höchsten in uns.

Wenn mich etwas ärgert, kränkt, beleidigt oder verletzt, dann nicht wegen des Verhaltens der anderen, das ist nur der Auslöser. Die Ursache liegt in mir, weil etwas von dem Verhalten des anderen – noch – in mir ist und durch sein Verhalten in Resonanz versetzt wird. Es ist daher nicht sinnvoll, mich über das Verhalten eines anderen zu ärgern. Sehr viel sinnvoller ist es, diese Eigenschaft in mir selbst aufzulösen, damit sie bei nächster Gelegenheit nicht wieder in Resonanz versetzt werden kann. Gelingt das, bin ich frei von ihr.

Das bedeutet auch, dass wir nur so viel erhalten können, wie wir in der Lage sind anzunehmen, und das von der Qualität, die der Schwingung unseres Bewusstseins entspricht. Was immer wir im Bewusstsein lange genug festhalten, ist gezwungen, in der Außenwelt Tatsache zu werden.

Falls Sie einen Überblick über alle geistigen Gesetze haben möchten, finden Sie einige gute Bücher darüber im Buchhandel.

Ich begegne immer mir selbst,
andere Menschen spiegeln mich nur.

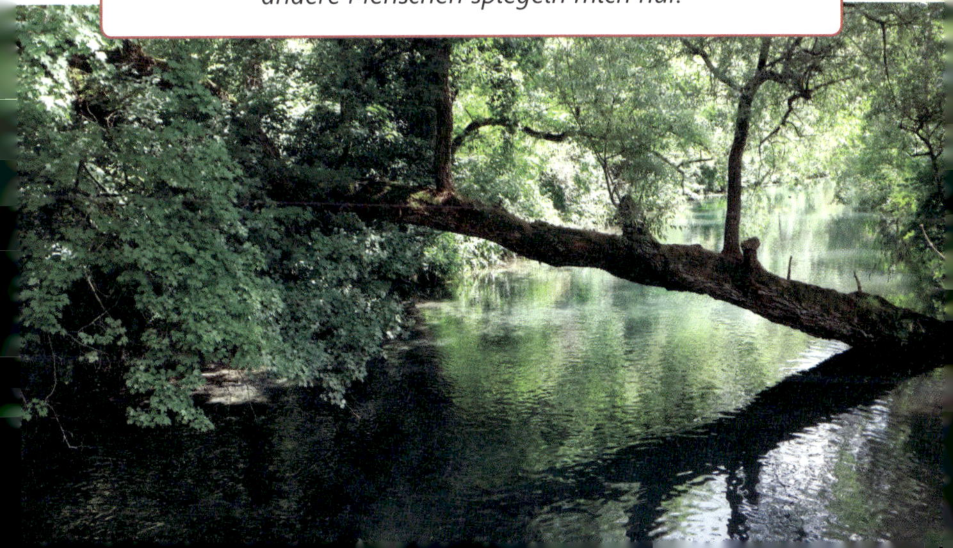

Wie kann Seelenleid gelindert werden?

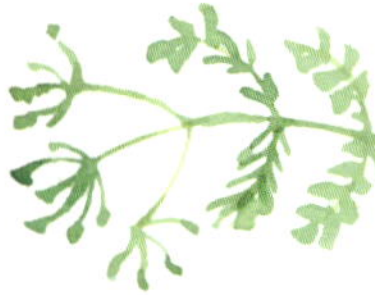

Sicherlich nicht, indem ich die Probleme und Krisen vor mir herschiebe und hoffe, dass eines Tages ein Wunder geschieht und sich alles, was mich belastet, in Luft auflöst. Auch nicht, indem ich ständig jemandem, der sich als Opfer zur Verfügung stellt, all meine Sorgen aufzwinge und dem Trugschluss verfalle, dadurch würde alles viel leichter erträglich. Die Themen holen mich wieder ein. Es helfen weder ein Weglaufen noch Verstecken oder Verdrängen. Das Einzige, was hilft: **selbst aktiv werden.** Denn niemand kann das Leben eines anderen leben. Jeder hat die Aufgabe, seinen Rucksack selbst von den schweren Steinen zu leeren. Wir sind die Schöpfer unseres Lebens. Je früher diese Erkenntnis kommt, desto schneller kann der Lebensweg in eine positive Richtung gelenkt werden.

Ich selbst habe in meinem Leben schon viele Ehrenrunden gedreht, bevor ich den Sinn des Lebens wirklich begriffen habe. Eines meiner Hauptthemen war, dass ich für meine Partner immer alles aus dem Weg räumen wollte, was sich als Problem darstellte. Das hat mich sehr viel Kraft gekostet, und ich bin deswegen auch ein Jahr lang in regelmäßigen Abständen mit akuten Panikattacken ins Krankenhaus gebracht worden. Dort sagte man mir jedes Mal, dass ich organisch völlig gesund sei. Als ich dann an einem Heiligabend auch wieder statt der Lichter am Christbaum Blaulicht sah und erneut im Krankenhaus landete, hatte ich endlich die zündende Idee. Ich hinterfragte mich selbst, warum ich all diese Dramen ausleben musste, um zu erkennen, welches Thema sich da so hartnäckig bei mir eingeschlichen hatte. Allein der Wille, etwas zu verändern, war ausschlaggebend dafür, dass mein Zustand sich sehr rasch verbesserte. Ich begann, die Zusammenhänge zwischen Körper und Seele zu begreifen, und habe durch einschlägige Bücher viele Antworten bekommen, die mir geholfen haben, aus diesem Spiel auszusteigen.

Heute bin ich dankbar für diese Erfahrungen, wenn sie auch noch so dramatisch waren. Aber ich weiß, dass ich den Leidensdruck gebraucht habe, um auf einen anderen Weg zu kommen. Wie lang und wie mühsam der Leidensweg ist, hat man selbst in der Hand. Das kann ich heute mit Sicherheit sagen.

Aus meinen eigenen Erfahrungen heraus möchte ich Ihnen einige Ratschläge mitgeben. Sie werden beim Lesen merken, ob ein Satz für Sie bestimmt ist und Ihnen weiterhilft.

~ *Die wichtigste Entscheidung ist, Veränderung zuzulassen.*

~ *Wenn jemand etwas haben will, was er noch nie hatte, muss er etwas tun, was er noch nie getan hat.*

~ *Wer weiß, was er will, und sagt, was er will, der kriegt, was er will!*

~ *Statt zu sagen: Ich kann es mir nicht leisten, fragen Sie sich: Wie kann ich es mir leisten?*

~ *Höre nie auf, anzufangen! Fange nie an, aufzuhören!*

~ *Das Leben macht keine Fehler – wir schon!*

~ *Der einzige Weg, die äußere Welt zu verändern, ist, die innere Welt zu verändern.*

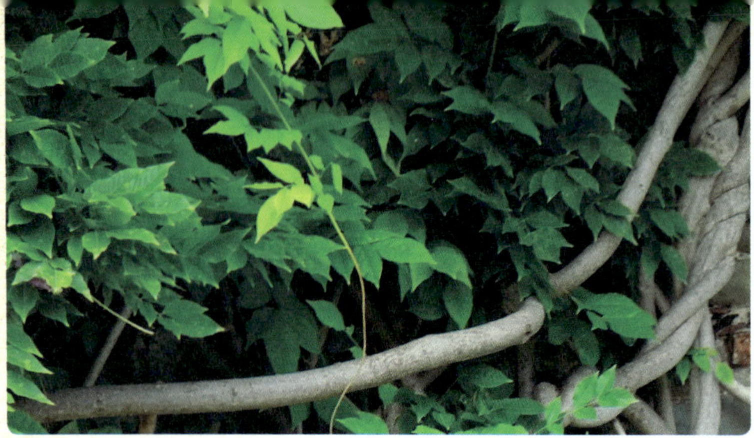

Tipps für den Alltag

Lesen Sie jeden Tag einen Absatz dieser Tipps, und befassen Sie sich nur mit diesem einen Thema. Alles auf einmal zu lösen, schafft niemand, und es überforderte Sie.

Loslassen

Manchmal muss man ganz bewusst loslassen, um Platz zu machen für Neues im Leben. Ich habe selbst erlebt, dass ich plötzlich genau spürte, dass ich meine Stelle im öffentlichen Dienst aufgeben muss, um etwas Neues in mein Leben zu lassen. Trotz der guten finanziellen Absicherung habe ich gekündigt, weil ich meiner inneren Stimme vertraute. Eine Tür habe ich zugemacht, und zehn andere sind aufgegangen. Seither schreibe ich meine Bücher, bin viel unterwegs, lerne viele Menschen kennen – und ich habe diesen Schritt nicht eine Sekunde lang bereut.

Ich entscheide mich jetzt, zu glauben, dass es mir leichtfällt, Veränderungen vorzunehmen.

Ziehen Sie Ihre Aufmerksamkeit bewusst von Problemen und Schwierigkeiten ab, und richten Sie sie auf Lösungen, auf das, was sein soll.

Gedankenhygiene

»Achte auf deine Gedanken, denn sie werden Worte. Achte auf deine Worte, denn sie werden Taten. Achte auf deine Taten, denn sie werden dein Schicksal.«
Jeder negative Gedanke macht uns »sauer«. Positive Gedanken hingegen bewirken geistige Entgiftung.

Vergangenheit

Ich kann das Heute nicht genießen, weil dies und jenes in der Vergangenheit geschah. Ich kann keine Liebe annehmen, weil in der Vergangenheit Verletzungen passiert sind. Weil ich als Kind arm war, werde ich es nie zu etwas bringen.

Wir verletzen uns nur selbst, wenn wir in der Vergangenheit stecken bleiben. Die Vergangenheit ist vorbei, die Zukunft kennen wir nicht. Das Einzige, was wir beeinflussen können, ist das **Jetzt.**

Vergebung

Es befreit von der Vergangenheit, wenn wir vergeben. Liebe ist ein Heilmittel für Krankheiten, und der Weg zur Liebe ist die Vergebung.

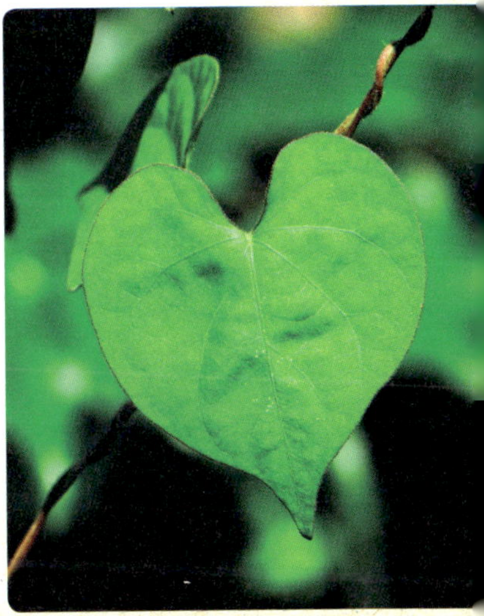

Ich wünsche mir von Herzen Frieden mit ... (Name) und mit mir selbst.

Auf diese Weise können Sie Altes abschließen, segnen und vergeben.

Schauen Sie täglich, was Sie ausstrahlen. Alles, was Sie ausstrahlen, kommt zu Ihnen zurück.

Seien Sie sich immer dessen bewusst, was Sie tun – egal, was es ist. Tun Sie nur eine Sache, nicht alles zugleich. Konzentrieren Sie sich auf das, was Sie momentan machen.

Bringen Sie Abwechslung in Ihr Leben, sonst wird alles zur Routine. Machen Sie kleine Pausen, 2 Minuten jede Stunde.

Für andere Menschen können Sie nicht entscheiden.
Sie sind der wichtigste Mensch in Ihrem Leben.
Ich entscheide mich für Freude und für Lachen. Ich entscheide mich dafür, in Freude zu leben. Ich lade den Engel der Freude in mein Leben ein. Ich erfreue mich an den kleinen Dingen des Lebens. Herz, was macht dir Freude?

Dankbarkeit

Wie viel Dankbarkeit erleben Sie? Dankbarkeit erfüllt. Wenn Sie aufwachen, sagen Sie 3 Mal laut »Danke«. Dadurch fühlen Sie sich beschenkt und ziehen Fülle in Ihr Leben. Dankbarkeit und Fülle sind eng verwandt.

Frieden

Wie soll Ihr Tag beginnen? Dieser Tag ist der Beginn eines neuen Lebens. Er soll ein Tag voller Freude sein. Achten Sie heute auf Frieden. In jeder Familie gibt es Krieg, in uns herrscht Krieg – daher gibt es auch im Außen viele Kriege. Frieden in uns bringt Frieden im Außen.

Ich wünsche mir von Herzen Frieden. Ich entscheide mich für Frieden auf allen Ebenen. Achtung und Respekt, Frieden und Liebe sind die Basis für alles.

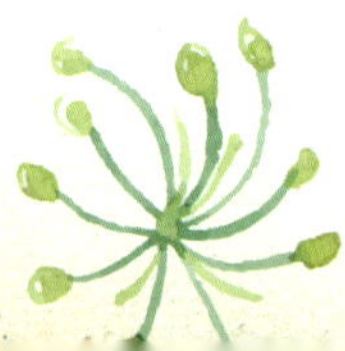

Segnen

Mein Lehrer Kurt Tepperwein sagte, dass das Segnen in der Früh, bevor man den Tag beginnt, Segen bringt. Man sendet dadurch positive Energie an die Menschen, Orte und Situationen, denen man den Tag über begegnen wird, voraus.

~ *Ich segne alle Straßen, auf denen ich heute fahren werde.*

~ *Ich segne mein Auto.*

~ *Ich segne alle Situationen, die ich heute erleben werde.*

~ *Ich segne alle Menschen, denen ich heute begegnen werde.*

Sie können die Liste beliebig erweitern (Kinder, Katze, Hund, Chef, Kollegen usw.).

Das, was wir glauben,
bestimmt, was wir erleben.

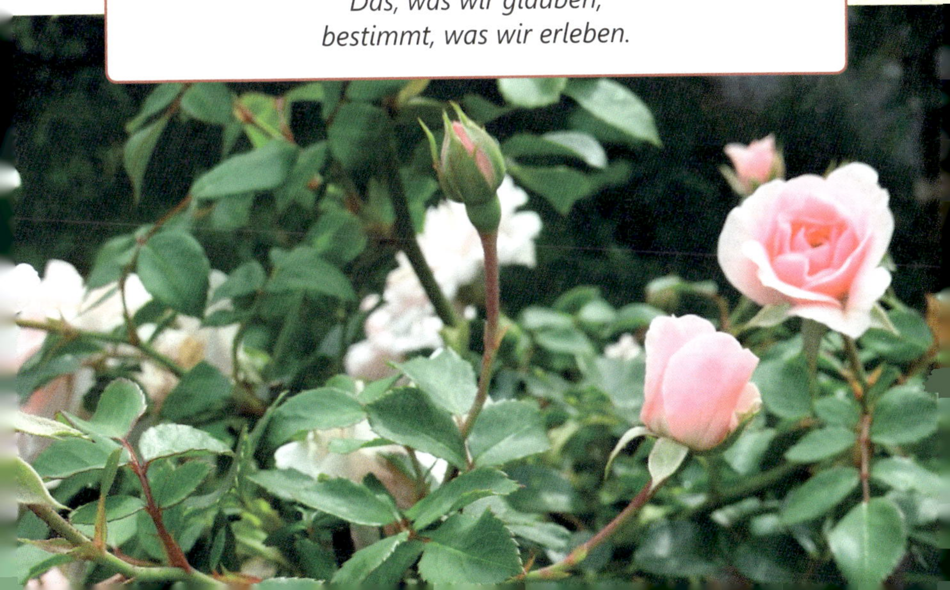

Unterstützung durch Affirmationen

Affirmationen sind ein wirkungsvolles Hilfsmittel, um unser Denken oder unseren Glauben zu ändern. Sie sind Sätze, die wir immer wieder sprechen, ähnlich einem Mantra, damit ihre positive Wirkung allmählich in unser Unterbewusstsein einfließen kann.

Die Umprogrammierung eines Glaubenssatzes funktioniert ähnlich wie bei einem Computersystem: Wenn wir ein Programm ändern wollen, müssen wir Geduld haben, bis wirklich alles überschrieben ist, damit wir das neue Programm verwenden können. Eine Affirmation ist das Umschreiben eines eingefahrenen Glaubenssatzes.

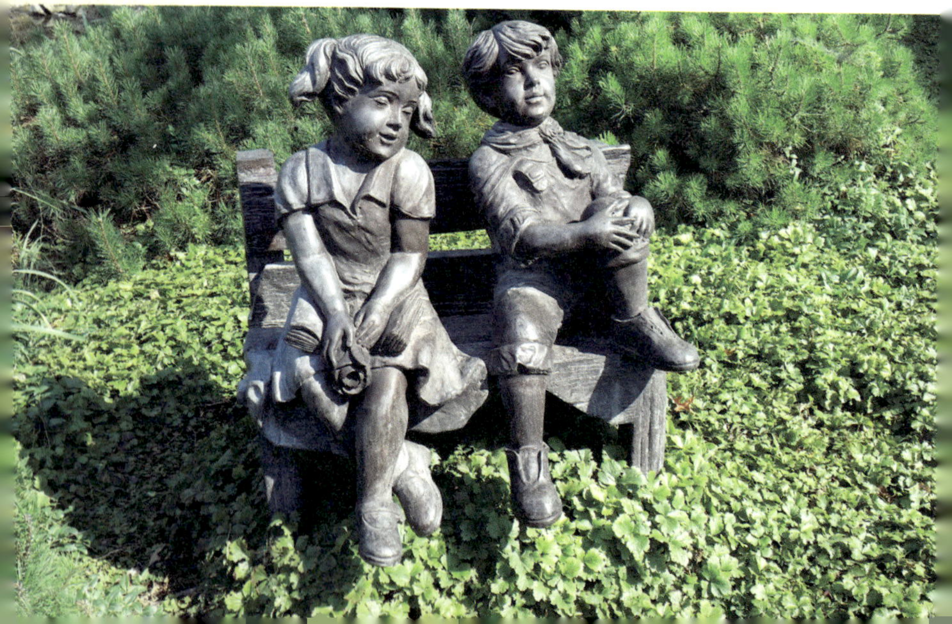

Damit Affirmationen erfolgreich wirken, müssen wir sie regelmäßig intensiv anwenden. Um diese positiven Sätze wirklich in unser Alltagsdenken zu integrieren, bietet es sich an, sie den ganzen Tag über zu benutzen. Dazu ergeben sich vielfältige Möglichkeiten, z. B., wenn wir gerade mit dem Auto unterwegs sind, an der Haltestelle stehen, im Supermarkt einkaufen oder auf der Toilette oder unter der Dusche sind. An solchen Orten können wir immer unsere Affirmationen sprechen.

Dogmen verhindern erfolgreiches Handeln. Wenn wir ständig denken »Ich werde das nie schaffen«, »Wer bin ich denn schon?«, »Immer habe ich Pech im Leben« usw., tritt das schließlich auch wirklich ein. Die Befürchtungen werden wahr. Das wiederum führt zu einer Bestätigung der negativen Grundhaltung: »Wusste ich doch gleich, dass mir das nicht gelingen wird.« Es handelt sich um eine »selbsterfüllende Prophezeiung«.

Wenn der Bauer im Frühjahr Roggen sät, was wird er dann wohl im Spätsommer ernten? Sicher keinen Weizen. So ist es auch mit unseren Gedanken. Wenn immer Negatives gesät wird, kann nichts Positives auf uns zukommen. Jederzeit kann jeder Mensch beginnen, alte Muster durch neue, bejahende Muster zu ersetzen. »Ich schaffe es«, »Ich bin ein wunderbarer, einzigartiger Mensch.« Dazu wird ein positiver Satz formelhaft immer wiederholt, bis er sich ins Unterbewusstsein eingeprägt und den alten Glaubenssatz überschrieben hat.

Der Satz darf keine Verneinung enthalten, weil es im Universum nur den Ist-Zustand gibt. Die Wörter »nicht«, »nie«, »kein« werden nicht erkannt. Wenn jemand formuliert »Ich will nicht krank sein«, heißt das für das Universum: »Ich will krank sein«. Stattdessen sollte man sagen: »Ich will gesund sein.«

Die Sätze sollen so formuliert sein, als wäre das gewünschte Ereignis schon eingetreten, und nicht als eine Möglichkeit, die zeitlich undefiniert ist. »Ich bin ab sofort erfolgreich in allem, was ich tue«, und nicht »Ich wünsche mir, in nächster Zeit erfolgreich zu sein«.

Sprechen Sie Ihre Affirmation 70 Mal über den Tag verteilt. Ich werde immer wieder gefragt, warum eine Affirmation so oft am Tag gesprochen werden soll. Wie bereits erwähnt, geht es darum, einen Umkehrschub im Unterbewusstsein zu erreichen. Da wir unsere Glaubensmuster meistens schon seit der Kindheit mit uns herumschleppen, können wir nicht davon ausgehen, dass dies ohne Anstrengung geschieht. Wenn jemand wirklich eine Veränderung will, wird er etwas tun müssen, was er bisher noch nicht getan hat – und wenn es das Durchhalten ist.

Sprechen Sie Ihre Affirmation an 21 Tagen ohne Unterbrechung. Wenn ein Tag ausgelassen wird, fangen Sie wieder von vorn an. Das ist wie das Programmieren am Computer. Wenn ein neues Programm installiert werden soll, kann nicht nur ein Teil des Programms auf die Festplatte kopiert werden, denn dann wird es nicht funktionieren. Das neue Programm muss das alte Programm vollständig ersetzen. Die 21 Tage haben den Sinn, dass das Muster wirklich effektiv verwandelt werden kann. Eine halbe Veränderung ist keine Veränderung.

So ist es auch mit unserem Unterbewusstsein. Es benötigt nachgewiesenermaßen 3 Wochen, bis es aus einem neuen Verhalten eine Gewohnheit macht. Dann nimmt es den neuen Glaubenssatz als wahr an und handelt danach.

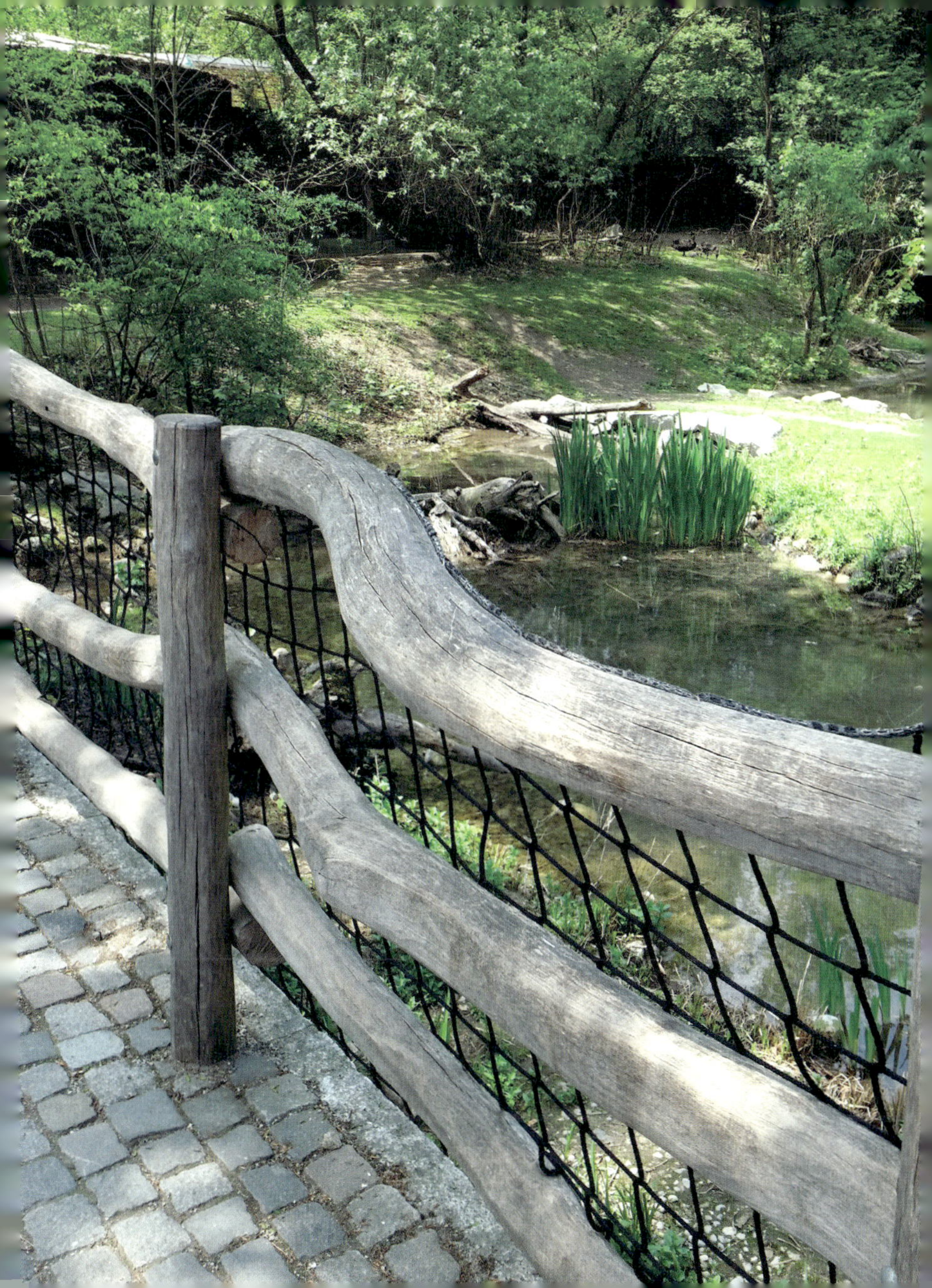

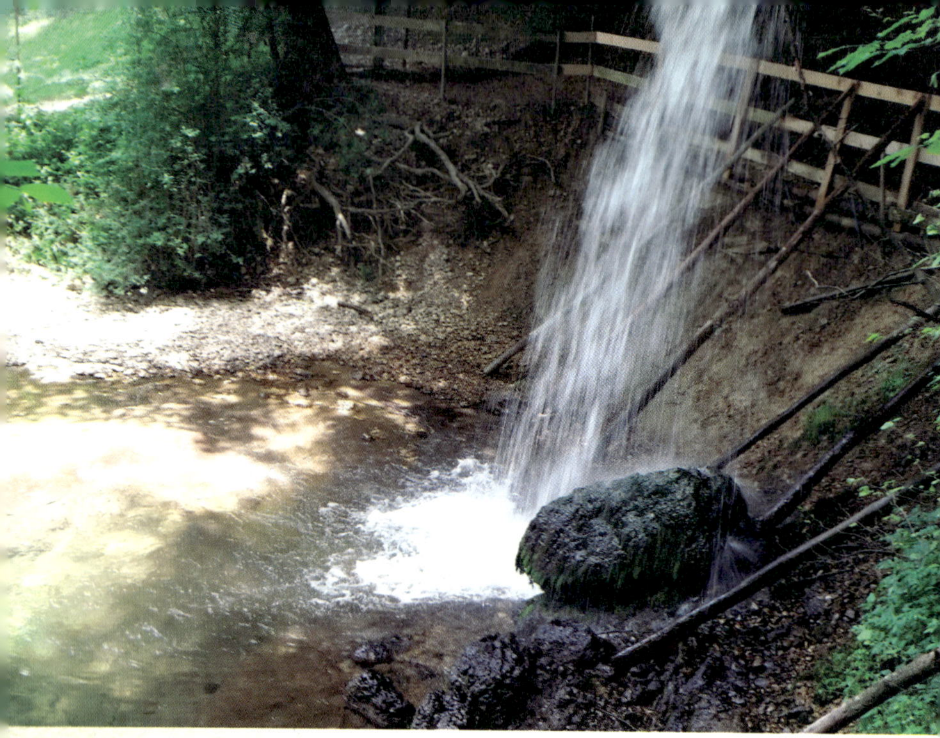

Einige Beispiele für Affirmationen

Diese Affirmationen sind für grundsätzliche Themen gedacht und können unabhängig von den Seelenthemen angewendet werden.

Ich bin glücklich und dankbar.

Alles ist gut so, wie es ist.

Autorität

In meiner Welt besitze ich volle Autorität. Ich bin der Schöpfer meines Lebens. Ich bin zur richtigen Zeit am richtigen Ort und tue genau das Richtige.

Einkommen

Ich segne mein Einkommen liebevoll und schaue ihm beim Wachsen zu.

Erfolg

In mir finde ich alle Gaben und Fähigkeiten, die ich brauche, um erfolgreich zu sein. Ich bin offen für alles Gute im Universum.

Ernährung

Ich kümmere mich von jetzt an liebevoll um meinen Körper.

Finanzen

Finanzielle Sicherheit ist ein fester Bestandteil meines Lebens. Ich entwickle jetzt ein echtes Wohlstandsbewusstsein.

Geduld

Alles ist gut. Was ich im Leben brauche, kommt stets im rechten Augenblick zu mir.

Gesundheit

Mein Körper ist gesund, glücklich und in Harmonie. Meine Gedanken unterstützen und stärken mein Immunsystem. So, wie ich in diesem Augenblick bin, ist es gut.

Ich habe ein positives Selbstbild. Liebevoll erschaffe ich mir eine perfekte Gesundheit.

Lebensabend

Jedes Lebensalter ist eine wundervolle Erfahrung. Ich erfreue mich an jedem neuen Lebensjahr.

Lernen

Ich bin bereit zu lernen. Lernen ist eine Freude und fällt mir leicht.

Loslassen

Ich befreie mich von dem Wunsch, perfekt zu sein.
Alle meine neuen Gewohnheiten wirken sich positiv auf mein Leben aus.

Problemlösung

Für jedes Problem gibt es eine Lösung, und diese Lösung beginnt in meinem Geist.

Schuldgefühle

Ich liebe und akzeptiere mich genau so, wie ich bin.

Selbstwert

Ich verdiene es, geliebt zu werden. Ich übernehme selbst die Verantwortung für mein Leben.

Trauer

Ich akzeptiere es, wenn geliebte Menschen entscheiden, nach Hause zu gehen. Von innerem Frieden erfüllt gehe ich durch den Prozess von Abschied und Trauer.

Vergebung

Ich bin bereit zu vergeben. Vergebung ist das Heilmittel, das immer wirkt.

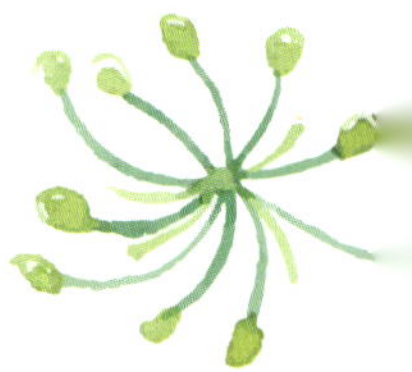

Verlust

Neue und wundervolle Chancen tun sich für mich auf.
Wenn sich eine Tür schließt, öffnet sich eine andere.

Vertrauen

Ich vertraue mir selbst und dem Leben. Ich vertraue darauf, dass das Leben mich mit allem versorgt, was ich brauche und was ich mir wünsche.

Wohlstand

Ich habe immer, was ich brauche. Ich habe ein Wohlstandsbewusstsein.

Wenn diese Affirmationen während des Räucherns gesprochen werden, kann das jeweilige Thema auf körperlicher und seelischer Ebene zugleich behandelt werden.

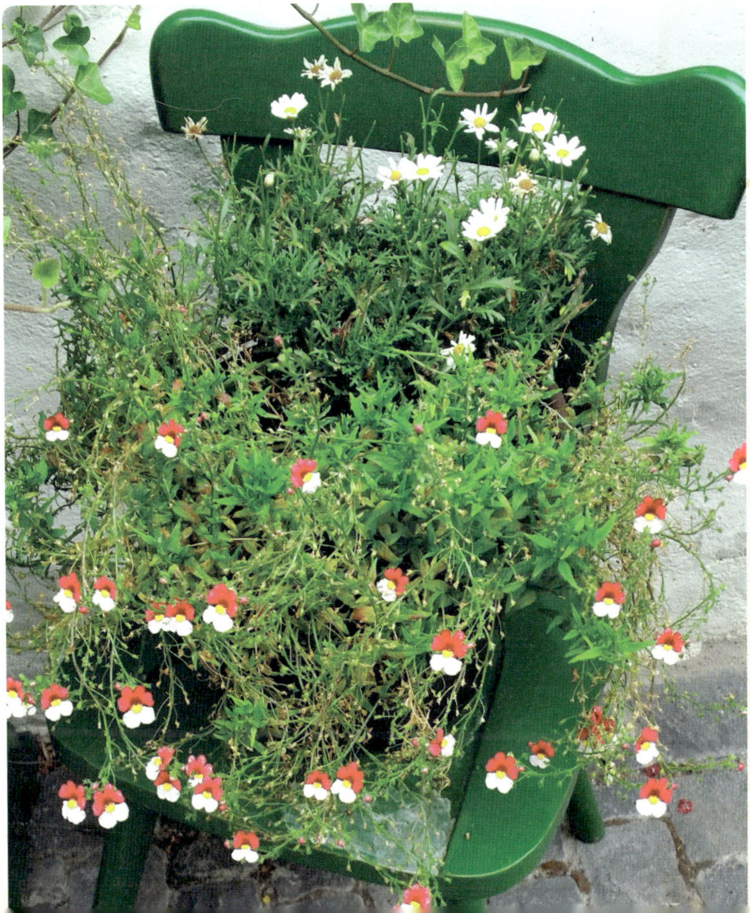

Probieren Sie aus, wie der Text auf Sie wirkt, wenn Sie ihn laut sprechen. Dann wissen Sie sofort, was für Sie passt, weil ein Impuls erfolgt. Vielleicht verwenden Sie lieber eine allgemeine Affirmation – nicht für jeden Menschen treffen dieselben Sätze zu. Bei der Auswahl der Affirmationen ist der erste Impuls über die Intuition, das Bauchgefühl, wichtig. Nur Sie können wissen, was die richtige Hilfe für Sie ist. Feilen Sie an dem Satz, bis er optimal passt.

Sie können Ihre Affirmation natürlich auch selbst formulieren. Dabei gebe ich Ihnen folgende Hilfestellung für die richtige Formulierung:

Ich darf ...
Ich erlaube mir, ...
... jeden Tag mehr und mehr ...
... immer mehr ...
Es ist gut für mich, ...
Ich genieße es, ...
Ich werde jeden Tag ...
Ich merke, dass ...
Ich freue mich darauf, ...
Ich gebe mir die Erlaubnis, ...

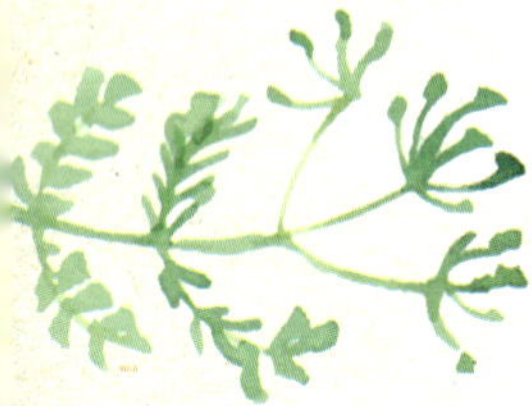

Wenn die Affirmation während des Räucherns mit den richtigen Zutaten für die Seele geschieht, wirkt sie optimal.

Anwendung für Kinder

Lesen Sie einem Kind verschiedene Affirmationen vor, die infrage kämen. Es soll dann selbst entscheiden, welche passt. Kinder haben einen sehr natürlichen Zugang und sprechen den Text spielerisch. Ansonsten ist die Vorgehensweise dieselbe wie oben.

- Affirmation **intuitiv wählen.**
- **Maximal 2** Affirmationen hintereinander.
- **70 x** über den Tag verteilt sprechen (5 x im Bett, 5 x auf der Toilette, 5 x unter der Dusche usw.).
- **21 Tage** lang – danach Affirmation wechseln oder dieselbe Affirmation nochmals 21 Tage lang nutzen.
- Den Text jedes Mal **exakt gleich** sprechen, damit er genau so abgespeichert werden kann. Lesen Sie den Text zunächst vom Zettel ab, später geht er in Fleisch und Blut über.
- Beim Sprechen mit **allen Sinnen** dabei sein. Aufmerksamkeit nur auf den Text lenken.

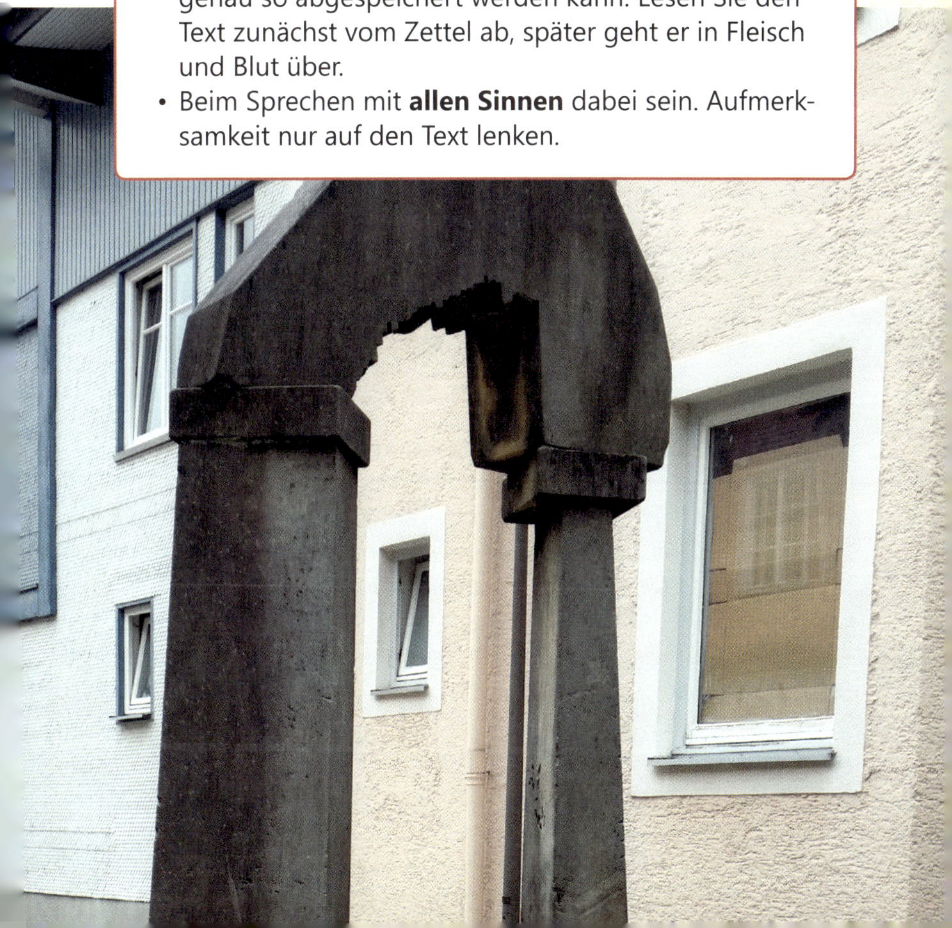

Unterstützung durch Heilsteine

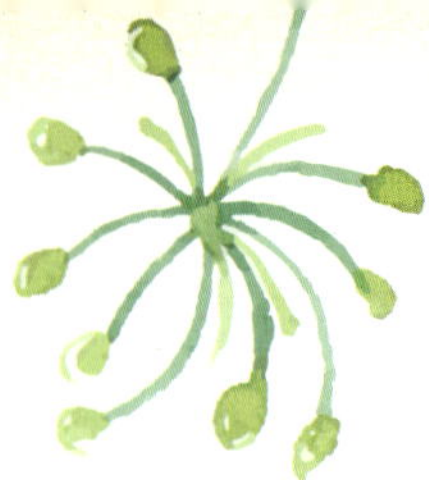

Edelsteine wirken gesundheitsfördernd, weil sie aus reiner Energie bestehen und eine konzentrierte Essenz aus dem Erdinneren sind. Das Wissen über Heilsteine ist seit Urzeiten überliefert. Am effektivsten ist die Anwendung der Steine, wenn sie täglich stattfindet. Benutzen Sie einen Stein so lange, bis Sie den Impuls bekommen, dass er nun nicht mehr gebraucht wird. Steine nehmen viel Energie von der Umgebung und von Menschen auf und müssen daher in regelmäßigen Abständen gereinigt und entladen werden. Ich lege sofort, wenn ich nach Hause komme, die Edelsteine, die ich am Körper trage, in meine Hämatit-Schale. Dadurch entladen sich die Energien, die meine Steine im Laufe des Tages gespeichert haben.

Wie reinigt man Heilsteine?

Einzelne Steine

Legen Sie die Steine einige Minuten unter fließendes Wasser, und lassen Sie sie danach trocknen. Aufladen kann sich der Stein auf dem Fensterbrett im Sonnenschein oder bei Vollmond (auch drei Tage vor und drei Tage nach dem Vollmond wirkt der Mondschein). Wenn ich an einem Bach vorbeikomme, lege ich oft meine Ringe hinein und sichere sie so ab, dass sie nicht davontreiben können. Es ist schön, zuzusehen, wie das Wasser die Steine umspült.

Achtung: Amethyst sollte nie in der Sonne aufgeladen werden, da der Stein sonst die Farbe verlieren kann.

Halsketten und Armbänder

Edelsteinschmuck sollte man nicht unter fließendem Wasser reinigen, da sonst die Fäden des Schmuckstückes porös werden und reißen können. Daher werden sie zur Reinigung in eine Schale mit Hämatit-Trommelsteinen gelegt, am besten über Nacht. Dadurch werden die Steine entladen.

Am nächsten Tag legen Sie sie in eine Schale mit Bergkristall-Trommelsteinen und lassen sie sich dort einen Tag lang aufladen. Natürlich können Sie Schmuckstücke auch im Licht des Vollmonds aufladen.

Tipp: Wenn Sie sich nicht entscheiden können, welcher Stein der richtige für Sie ist, dann legen Sie einfach alle Steine oder Ketten und Armbänder in eine Reihe. Schließen Sie die Augen, und fahren Sie mit der flachen Hand darüber. Ziehen Sie einen Stein, wenn Sie den Impuls verspüren. Bitte den Kopf dabei ausschalten und die Intuition walten lassen. Ich habe auf diese Weise noch nie den falschen Stein gewählt. Mit dem Wissen um die Wirkung der Steine versteht man im Nachhinein auch, warum gerade dieser Stein an diesem Tag zu einem wollte.

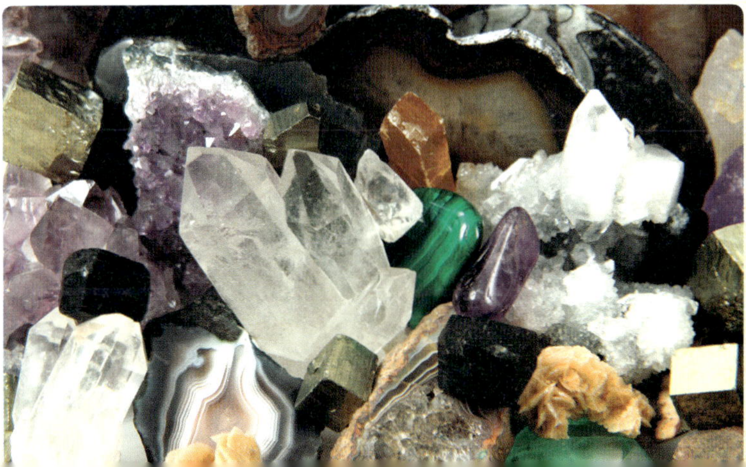

Energiemüll aus den Wohnräumen entsorgen

An erster Stelle beim Räuchern steht immer das Reinigen der Wohnräume. Denn wenn erst einmal der energetische Müll entsorgt ist, kann alles, was ich anwende, besser wirken. Das Wohlgefühl steigt allein schon durch diese Maßnahme enorm. Gerade in der heutigen, schnelllebigen Zeit produzieren wir enorm viel Energiemüll. Um mit den Herausforderungen des Lebens fertig zu werden, müssen wir jedoch frei atmen können und ein müheloses Fließen der Energie in unseren Wohnräumen gewährleisten. Es erfordert einen großen Aufwand, diese energetischen Müllberge zu durchschreiten. Wenn der Körper aber schon vom Alltag geschwächt ist, hat er nicht die Kraft, energetische Angriffe abzuwehren.

So, wie im Außen geputzt wird, muss auch dieser Müll weg, damit die Wohnung wirklich rein ist. Er verschwindet nicht eines Tages, der Berg wächst permanent. Ein Hausputz mit Staubsauger und Putzlappen kann da nicht helfen. Räume, in denen die Energie nicht fließen kann, sind oft durch jahrzehntelange Ansammlungen belastet. Auch eine Generalsanierung eines Hauses oder einer Wohnung ändert hieran nichts. Denn alles, was je in den Räumen gedacht, geredet oder getan worden ist, bleibt als feinstoffliche Kopie abgespeichert und wirkt auf diejenigen, die jetzt dort wohnen.

Alles, was ist, ist Energie. Wir sind Energie. Wir sind in dem Glauben aufgewachsen, dass es über die sichtbare Welt hinaus nichts gibt. Es existiert nur, was man anfassen kann. Etwas wirkt nur, wenn es messbar oder beweisbar ist. Was die Physiker jetzt allmählich erkennen, haben weise Frauen und Männer schon vor langer Zeit gewusst, in allen Ländern, in allen Kulturen und Religionen: Alles ist Energie!

Viele Menschen fragen mich: »Was ist, wenn ich nicht an Energien glaube? Wirkt das Räuchern dann trotzdem?« Den Energien ist es völlig gleichgültig, ob wir an sie glauben oder nicht. Sie sind immer da – sowohl die negativen als auch die positiven. Ob wir wollen oder nicht, wir müssen damit leben. Denn es ist ein physikalisches Gesetz, dass Energien nie vergehen, wie alt sie auch immer sind.

Wenn alles Schwingung ist, ist es auch verständlich, weshalb wir uns in belasteten Wohnungen nicht wohlfühlen: Wir spüren die schlechte Energie, und unser Körper und unsere Seele reagieren darauf. Unsere innere Stimme will uns sagen, dass etwas nicht stimmt. Wir müssen nur auf sie hören.

Wie würden Ihre Wohnräume aussehen, wenn sie nicht gepflegt würden? Stellen Sie sich einmal vor, Sie würden Ihr Zuhause ein Jahr lang nicht putzen. Würden Sie und Ihre Familie sich darin wohlfühlen? Ich denke nicht. So müssen Sie es sich vorstellen, wenn Sie den Energiemüll nicht entfernen. Der Schmutz, den man sieht, stößt uns ab und ist sichtlich unangenehm. Der Energiemüll belastet jedoch alle Ebenen, vor allem auch die psychische Gesundheit. Fazit: Energiemüll schadet dem Menschen auf körperlicher, geistiger und seelischer Ebene.

Stellen Sie sich vor, Sie hatten einen anstrengenden Tag, kommen nun nach Hause und möchten sich etwas Ruhe gönnen. Diese Ruhe kann jedoch nicht eintreten, weil die vielen Zellen Ihres Körpers das Energiefeld abtasten und feststellen, dass dieses alles andere als harmonisch ist. Ihr Körper ist nach dem anstren-

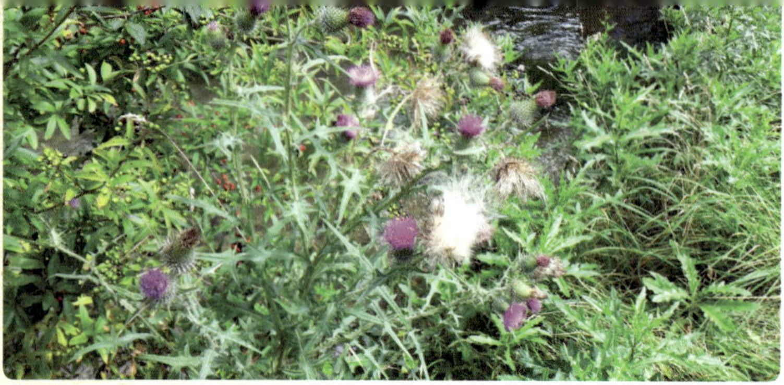

genden Tag also nochmals gefordert, alles abzuwehren, was um Sie herum existiert und Ihnen nicht guttut. Der Körper ist dazu zwar imstande, aber wenn er durch Stress, Burn-out, psychische oder körperliche Überforderung ausgelaugt ist, wo soll er die Kraft hernehmen? Auch, wenn das Immunsystem nicht so gut funktioniert, kann kaum eine Abwehr stattfinden. Das bedeutet, dass in solchen Fällen die negativen Energien Ihrer Wohnräume Sie voll treffen. Das findet alles unbewusst statt, und Ihr Körper kann sich nicht dagegen wehren, wenn Sie ihn in diese Energien führen. Wie könnte er ausweichen? Die Folgen sind Schlaflosigkeit, Aggressionen, Depressionen, Hautausschläge etc.

Sind Ihre Wohnräume eine Energietankstelle oder ein Energieräuber? Sie entscheiden!

Ich habe bei meiner langjährigen Tätigkeit als Räucherexpertin noch nie einen völlig reinen Raum vorgefunden. Mein Spürsinn ist stark ausgeprägt, sodass ich das gleich wahrnehme, wenn ich einen Raum betrete. Sogar in Neubauten habe ich schon oft gearbeitet, weil auch in der Bauzeit viel passiert und jeder Arbeiter energetische Spuren hinterlässt.[3]

[3] Zum Thema Raumreinigung habe ich mein Buch »Die Räucherin« geschrieben. Darin beschreibe ich genau, wie die energetische Reinigung von Wohnräumen funktioniert und wie einfach sie durchgeführt werden kann.

Die häufigsten belastenden Energien – sowohl von jetzigen als auch von früheren Bewohnern –, die sich in Räumen ansammeln, entstehen durch:

- Krankheiten
- Todesfälle
- Themenübertragung von einer zur anderen Generation
- Ärger und Streit
- Auseinandersetzungen in der Partnerschaft oder mit Angehörigen
- Trennungen
- Anhaftung an Gegenstände oder Personen
- Negative Gedanken
- Ängste
- Gefangensein in der Vergangenheit oder Zukunftsängste
- Unkonzentriertheit und Hyperaktivität bei Kindern
- Seelische Verletzungen von Kindern
- Besucher, die Negatives abladen (Energievampire)

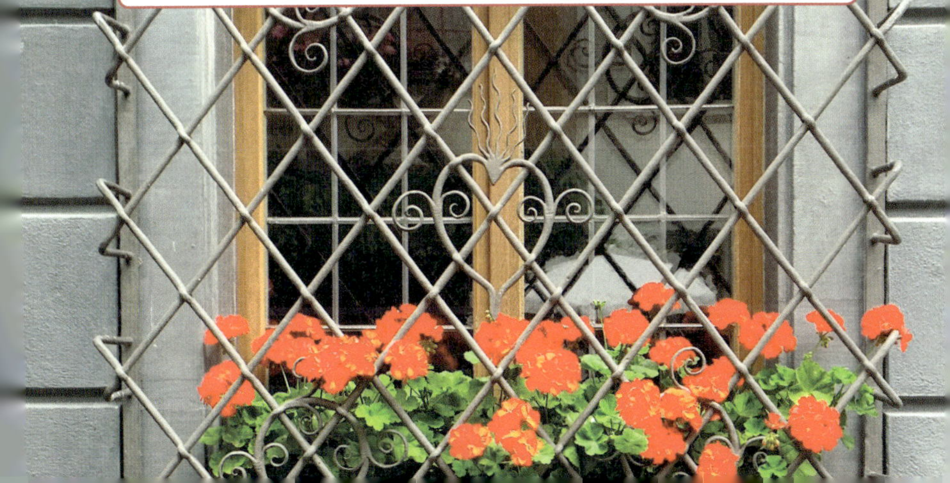

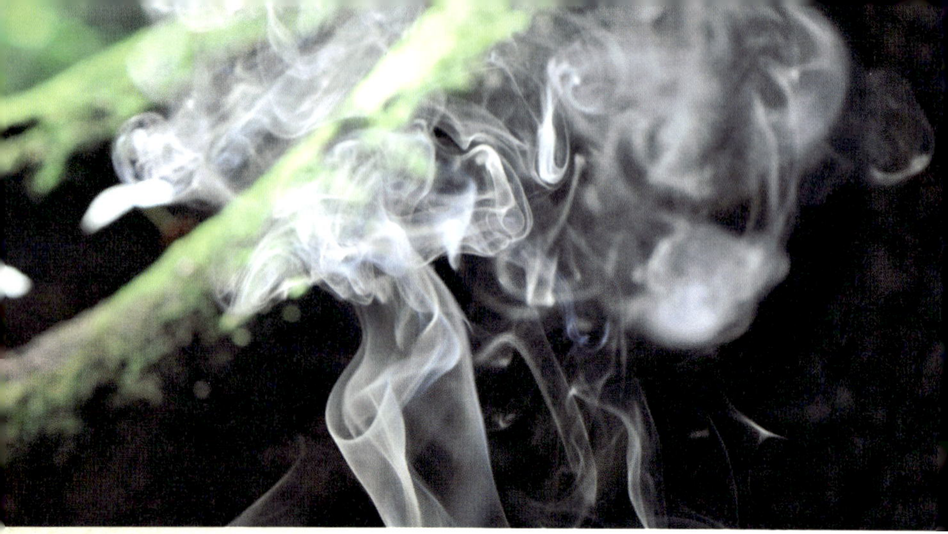

Verzeichnis der Seelenthemen

Dieses Kapitel ist so aufgebaut, dass Sie jeweils zu einem Überbegriff das Räucherrezept finden. Bei den dazugehörigen Unterthemen biete ich Ihnen zu Ihrem seelischen Leid weitere Hilfsmöglichkeiten in Form von Schutzsteinen und Affirmationen an. Das Räucherrezept gilt für alle zugehörigen Themen.

AGGRESSIONEN

Emotionale Aggressionen werden durch negative Gefühle hervorgerufen und können sich ganz unterschiedlich ausdrücken. Ursprünglich war Aggression eine Form der Erregung, die z. B. dazu diente, Hindernisse zu beseitigen. Destruktiv oder zu Gewalt wird die Aggression erst unter bestimmten äußeren oder inneren Bedingungen.

Räucherrezept: Baldrian, Hopfen, Passionsblume, Majoran, Eisenkraut, Brennnessel, Schafgarbe

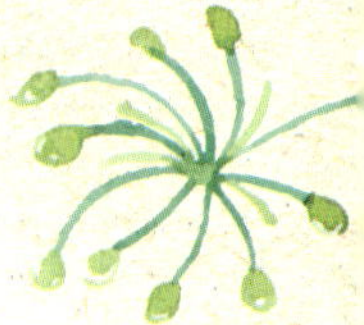

Zugehörige Themen:

Aggressivität

Stein: Apatit

Affirmation: Ich erkenne meine inneren Potenziale und lasse in jeder Situation nur Positives an mich heran.

Fanatismus

Stein: Serpentin

Affirmation: Geduldig gehe ich meinen Weg und bin im Frieden mit meinem Tun.

Jähzorn

Stein: Sodalith

Affirmation: Ich fühle mich geliebt, und Geborgenheit umgibt mich.

Tobsucht

Stein: Heliotrop

Affirmation: Ich lasse alle Anspannung los und bin im Frieden mit mir selbst.

Wut

Stein: Labradorit

Affirmation: Unbekümmert gehe ich durchs Leben und freue mich über jeden neuen Tag.

Zorn

Stein: Blauquarz

Affirmation: Ich versöhne mich mit mir selbst und fühle mich geborgen.

FRAUENWOHL

Frauen sind im Alltag oft besonders beansprucht. Die Seele reagiert sehr schnell, wenn der gesunde Ausgleich zu den Belastungen im Leben fehlt. Durch permanenten Zeitmangel entsteht Stress, der sich immer weiter potenziert. Frauen haben zudem oft Schwierigkeiten, sich so zu akzeptieren, wie sie sind. Sie lassen das Skalpell an sich heran, damit andere Menschen sie attraktiver finden. Dabei ist doch die innere Schönheit viel wichtiger. Unser Körper ist das Haus, in dem unsere Seele wohnt.

Räucherrezept: Frauenmantel, Schafgarbe, Yams, Salbei, Sonnenblume, Alant, Rose

Zugehörige Themen:

Frau sein

Stein: Mondstein

Affirmation: Ich erfreue mich an meiner Weiblichkeit und akzeptiere mich so, wie ich bin.

Helfersyndrom

Stein: Perlmutt

Affirmation: Ich sorge liebevoll für mich und lebe in Harmonie mit meinen Mitmenschen.

Homosexualität

Wenn die Tochter ihrer Mutter mitteilt, dass sie lesbisch ist, kommt von ihr häufig die Frage: Was habe ich falsch gemacht? Auch die Tochter selbst hat sich dann mit großer Wahrscheinlichkeit schon einmal gefragt, warum sie so ist, wie sie ist. Die Frage der Mutter ist legitim, denn sie führt dazu, dass diese sich mit dem eigenen Leben und dem ihrer Tochter auseinandersetzt. Die Frage ist aber auch sinnlos. Denn die Mutter hat nichts falsch gemacht. Die Tochter ist lesbisch, weil sie eben so ist. Homosexua-

lität ist keine Krankheit, kein Defekt, keine Verirrung. Sie ist eine Spielart der Sexualität. So, wie Menschen blaue oder grüne Augen haben, Rechts- oder Linkshänder sind und lieber Fisch oder lieber Fleisch essen, können sie auch den Sex mit dem eigenen oder mit dem anderen Geschlecht bevorzugen. Warum das so ist, tut eigentlich nichts zur Sache.

Stein: Rosenquarz
Affirmation: So, wie ich bin, ist es gut.

Kinderlosigkeit

Stein: Achat
Affirmation: Ich akzeptiere, dass in diesem Leben andere Aufgaben für mich vorgesehen sind, als Mutter zu sein. Ich liebe meine Weiblichkeit und fühle mich akzeptiert und wertvoll.

GLÜCK

Der Schlüssel zum Glück ist in gesunden Beziehungen zu suchen, sowohl innerhalb der Familie als auch im sozialen Umfeld. Sie geben Sicherheit und ein gutes Gefühl. Glück ist aber vor allem, wenn man mit sich selbst im Einklang ist. Glück findet man nie im Außen, sondern immer nur in sich selbst.

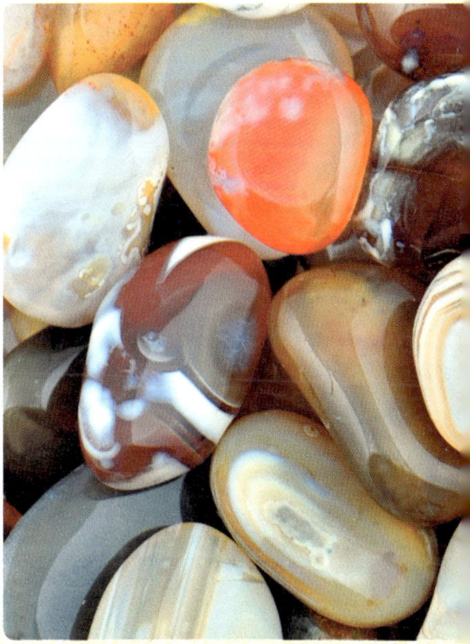

Räucherrezept: Kalmus, Weihrauch, Zimt, Eisenkraut, Kiefer, Mädesüß, Sonnenblume

Zugehörige Themen:

Erfolg

Stein: Malachit

Affirmation: Ich bin in allen Lebenslagen erfolgreich und genieße das Leben.

Leichtigkeit

Stein: Lapislazuli

Affirmation: Alles, was ich tue, bringt mir Freude.

Vergebung

Stein: Rhodonit

Affirmation: Ich lasse alte Themen los und bin bereit, zu vergeben.

Wunscherfüllung

Stein: Aventurin

Affirmation: Ich darf alles haben, was auf meinem Lebensweg für mich bestimmt ist.

HARMONIE

Darunter versteht man die Ausgewogenheit zwischen Menschen und Dingen. Wenn ich in Harmonie lebe, fühle ich mich auf allen Ebenen wohl. Um einen harmonischen Zustand zu erreichen, ist es auch wichtig, dass ich regelmäßig in die Ruhe gehe, z. B. in die Natur oder eine Meditation.

Räucherrezept: Kiefer, Mädesüß, Melisse, Lavendel, Rose, Rosmarin, Schafgarbe, Weihrauch

Zugehörige Themen:

Ausgeglichenheit

Stein: Türkis

Affirmation: Ich lasse alle Anspannung los und erfreue mich am Leben.

Entspannung
Stein: Aventurin
Affirmation: Ich lebe in Frieden mit mir selbst und mit meinen Mitmenschen.

Geborgenheit
Stein: Chrysopras
Affirmation: Ich bin geborgen inmitten aller Veränderungen.

Innere Balance
Stein: Iolith
Affirmation: Das Leben ist eine Freude, und ich fühle mich geborgen.

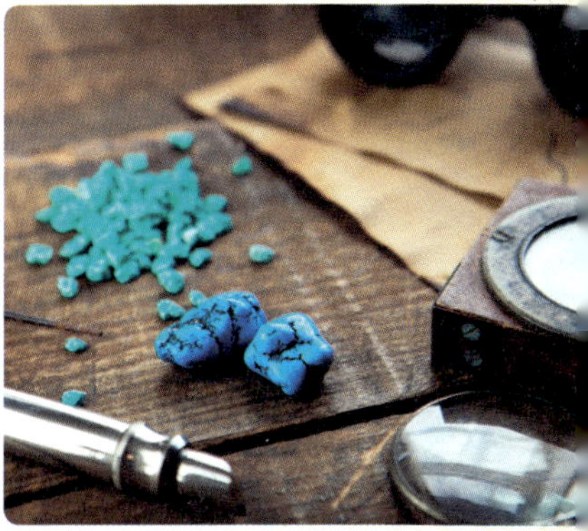

Lebensfreude
Stein: Jade
Affirmation: Ich freue mich über die kleinen Dinge im Leben und bin dankbar dafür.

INNERER FRIEDEN

Vermeiden Sie es, ständig über körperliche Beschwerden, Sorgen oder Weltprobleme zu sprechen. Dadurch bauen sich innere Spannungen auf. Wenn Ärger, Hass oder negative Gedanken das Herz berühren, kann man nicht in Frieden leben, denn das Unterbewusstsein speichert all unsere negativen Eindrücke ab.

Räucherrezept: Alant, Lorbeer, Mädesüß, Rose, Salbei, Ysop, Lavendel

Zugehörige Themen:

Dankbarkeit

Stein: Milchquarz

Affirmation: Ich bin dankbar für alle wunderbaren Dinge in meinem Leben.

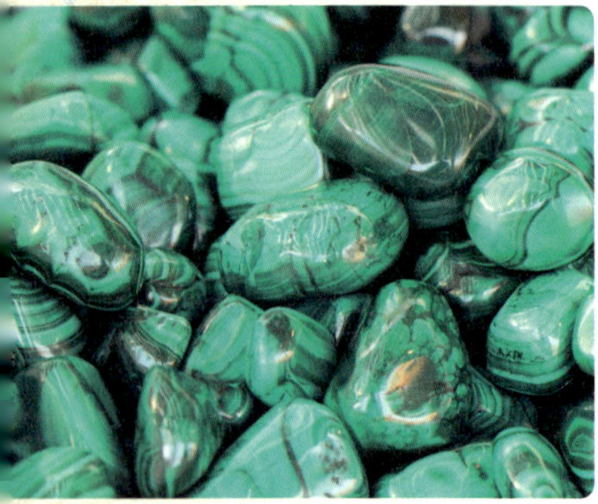

Demut

Stein: Malachit

Affirmation: Ich bin demütig dem Leben gegenüber und erfreue mich an allem Schönen.

Stabilität

Stein: Onyx

Affirmation: Ich vertraue darauf, dass mich das Leben in jeder Situation positiv unterstützt.

Unruhe

Stein: Falkenauge

Affirmation: Ich ruhe in meiner Mitte und bin in Sicherheit.

Zufriedenheit

Stein: Grüner Turmalin

Affirmation: Friedvoll ströme ich mit dem Leben und erfreue mich daran.

INNERE FÜLLE

Wer die Fülle im Außen sucht, sollte sich einmal fragen, wie es mit seiner inneren Fülle aussieht. Denn wenn in mir keine Fülle ist, kann sie sich auch im Außen nicht zeigen. Sobald ich mit mir liebevoll umgehe, mir selbst Blumen kaufe, einen Ort besuche, wo ich schon immer hinwollte ..., lebe ich in Fülle.

Räucherrezept: Beifuß, Eisenkraut, Melisse, Weihrauch, Zeder, Orange, Schlüsselblume

Zugehörige Themen:

Freiheit

Stein: Sonnenstein

Affirmation: Ich erlaube meinen Gedanken, frei zu sein, und bin im Frieden.

Freude

Stein: Rhodonit

Affirmation: Das Leben ist freudvoll, und ich genieße jeden Augenblick.

Gemüt

Stein: Saphir

Affirmation: Ich bin der Schöpfer meines Lebens und weiß um meine Kraft.

Reichtum (Innerer)

Stein: Blauer Topas

Affirmation: Innere Fülle begleitet mich, und ich fühle mich reich beschenkt.

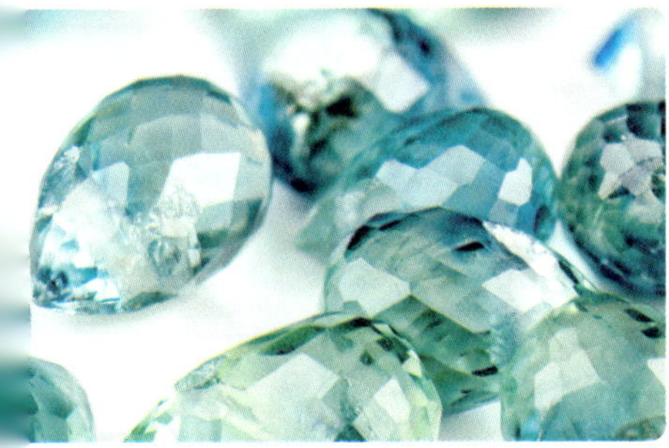

INTUITION

Viele Menschen sind heutzutage mit so vielen Dingen beschäftigt, dass sie sich selbst gar nicht mehr wahrnehmen können. Die Intuition zeigt uns allerdings genau zum richtigen Zeitpunkt auf, welchen Weg wir gehen sollen. Jeder hat eine in-

tuitive Wahrnehmung. Wenn sie aber nicht gebraucht wird, zieht sie sich zurück. Daher muss sie wieder geweckt werden. Räuchern ist hierbei eine gute Unterstützung.

Räucherrezept: Angelika, Johanniskraut, Lorbeer, Myrte, Wacholder, Beifuß, Holunder

Zugehörige Themen:

Bauchgefühl

Stein: Mondstein

Affirmation: Ich lasse meine innere Stimme sprechen und höre auf sie.

Chancen erkennen

Stein: Obsidian

Affirmation: In jedem Augenblick habe ich die Chance, mein Leben zu verändern.

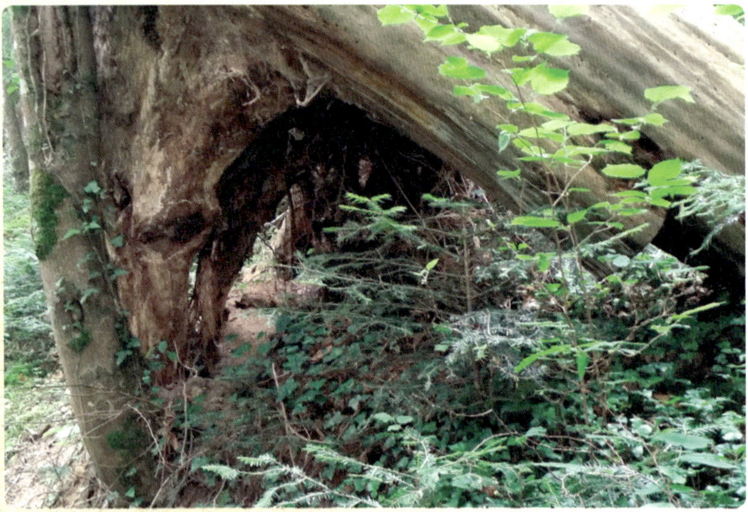

Ehrlichkeit
Stein: Apophyllit
Affirmation: Ich bin voller Freude und ehrlich in meinen Handlungen.

Signale hören
Stein: Amazonit
Affirmation: Ich höre auf mein Bauchgefühl und handle danach.

Urvertrauen
Stein: Chrysopras
Affirmation: Ich vertraue darauf, dass das Leben mich mit allem versorgt, was ich brauche.

KINDERWOHL

Heute können Kinder nicht lange ohne gesellschaftliche Zwänge aufwachsen. Das beginnt in der Krabbelstube und endet beim Leistungsdruck an der Schule. Früher konnten Kinder auf Bäume klettern und im Wald spielen. Heute gibt es stattdessen Spielplätze mit Geräten, die mit anderen Kindern geteilt werden müssen. Die freie Entfaltung der Kreativität durch natürliches Verhalten in der Natur bleibt auf der Strecke. Das führt oft schon in frühen Jahren zu hyperaktivem Verhalten. Auch durch die modernen Medien ist die Anbindung an die Natur fast verloren gegangen.

Räucherrezept: Zimt, Zeder, Rose, Johanniskraut, Myrte, Bernstein, Lavendel

Zugehörige Themen:
Bettnässen
Stein: Citrin
Affirmation: Ich bin von Liebe umgeben und geborgen.

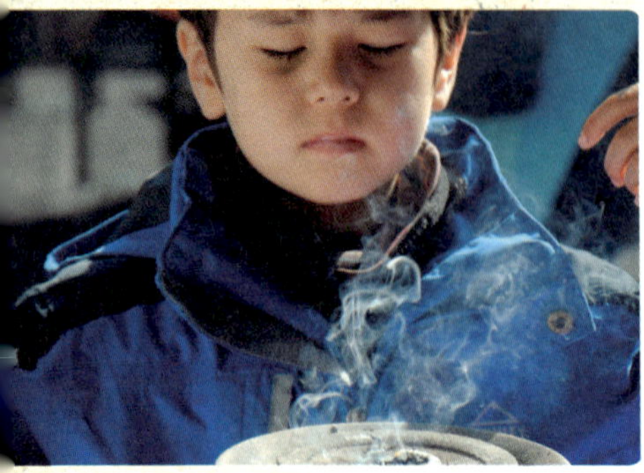

Hyperaktivität

Stein: Amazonit

Affirmation: Ich bin geborgen inmitten aller Veränderungen.

Kind sein

Stein: Citrin

Affirmation: Ich stehe zu mir und liebe mich so, wie ich bin.

KLARHEIT UND WAHRHEIT

Wenn man im Alltag wie von Nebelschwaden umgeben ist und nichts klar erkennen kann, ist es sehr schwierig, den richtigen Weg einzuschlagen. Klarheit bedeutet auch, dass ich zu jeder getroffenen Entscheidung stehe und nicht immer alles hinterfrage. Mit der Wahrheit ist es einfach, wenn man auf sein Bauchgefühl hört. Denn das sagt mir immer, ob etwas für mich wahr ist.

Räucherrezept: Lebensbaum, Salbei, Beifuß, Eukalyptus, Eisenkraut, Kiefer

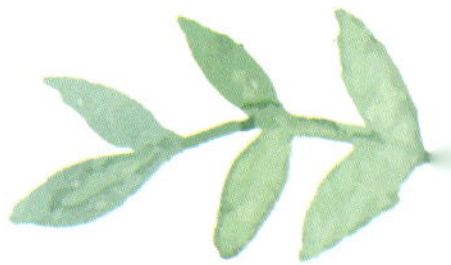

Zugehörige Themen:

Entscheidungen treffen

Stein: Bernstein

Affirmation: Ich treffe nur Entscheidungen, die hilfreich und gesund für mich sind.

Im Hier und Jetzt leben

Stein: Saphir

Affirmation: Jetzt ist die einzige Zeit, die ich positiv beeinflussen kann.

Lebensweg finden

Stein: Sugilith

Affirmation: Mein Lebensweg ist friedlich und harmonisch, und ich ziehe nur Positives an.

Neubeginn

Stein: Peridot

Affirmation: Jeder Augenblick meines Lebens ist ein neuer Anfang.

Transformation von negativen Situationen

Stein: Falkenauge

Affirmation: Ich transformiere alles Negative und lasse nur schöne Situationen in mein Leben.

Veränderung zulassen

Stein: Pietersit

Affirmation: Das Leben ist Veränderung, und ich freue mich auf alles Neue, das mir begegnet.

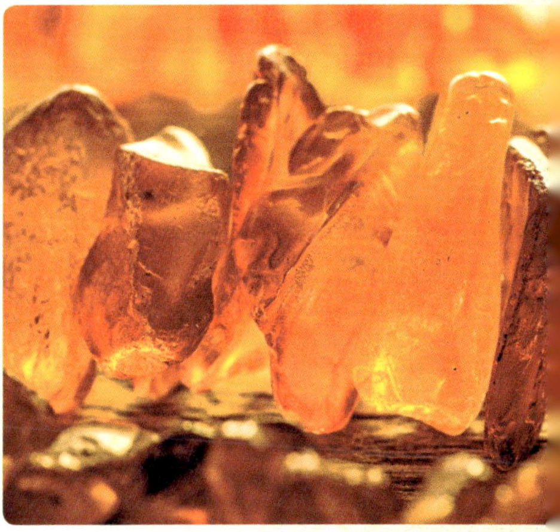

Verantwortung für das eigene Leben

Stein: Morganit

Affirmation: Mit Freude akzeptiere ich meine verantwortliche Macht.

LIEBE

Liebe ist alles, und ohne Liebe ist alles nichts. Das Allerwichtigste dabei ist, dass man sich selbst liebt. Denn wenn ich das nicht tue, kann ich auch keinen anderen Menschen lieben. Wie innen, so außen. Liebe ist die größte Macht im Universum.

Räucherrezept: Mädesüß, Myrte, Rose, Weihrauch, Sonnenblume, Lavendel, Zitronenmelisse

Zugehörige Themen:

Anerkennung

Stein: Opal

Affirmation: Ich bin liebevoll und liebenswert.

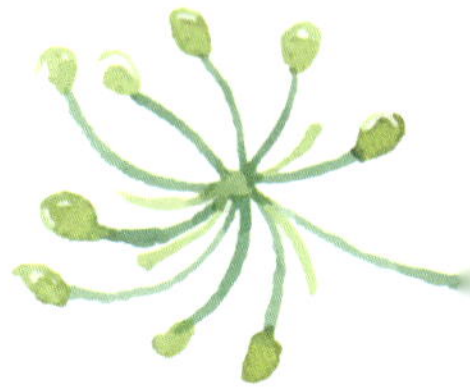

Herzensgüte

Stein: Rhodonit

Affirmation: Ich lasse mein Herz sprechen und habe damit alles, was ich im Leben brauche.

Selbstliebe

Stein: Rosenquarz

Affirmation: Ich liebe und akzeptiere mich so, wie ich bin, und sorge liebevoll für mich.

LOSLASSEN

Warum klammern wir uns an etwas, was uns daran hindert, voranzukommen? Welche Lasten tragen Sie mit sich herum?

Übung: Suchen Sie sich einen großen Stein. Schreiben Sie mit einem wasserfesten Stift die Last darauf, die Sie nicht mehr tragen wollen. Werfen Sie den Stein anschließend in einen See oder einen Fluss, so weit weg wie möglich. Damit können Sie sichtbar machen und auch fühlen, wie die Last von Ihnen weicht.

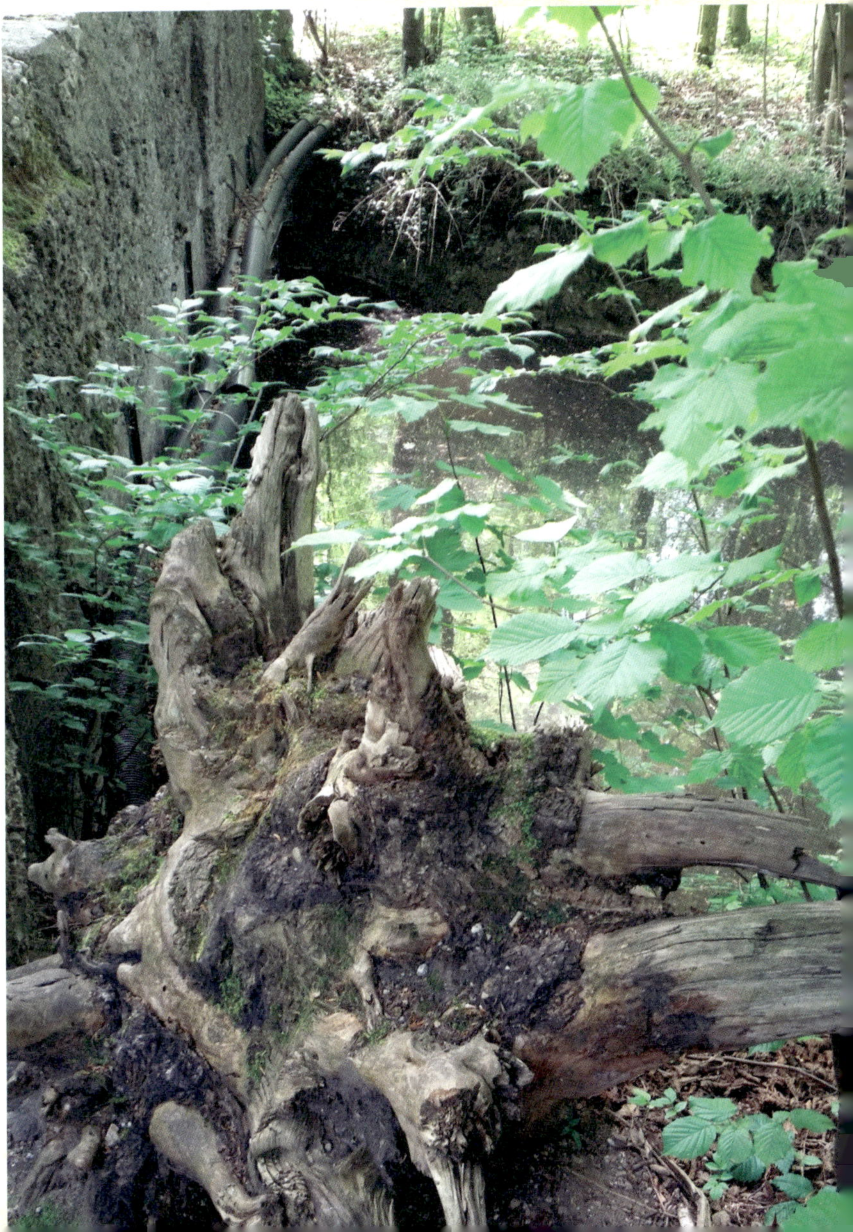

Diese Übung können Sie immer wiederholen, wenn Sie es für notwendig halten. Schuldgefühle sind der größte Feind des Loslassens.

Räucherrezept: Rose, Zimt, Beifuß, Kalmus, Sternanis, Sonnenblume, Holunder, Weihrauch

Zugehörige Themen:

Loslassen von ungeborenen Kindern
Stein: Chrysokoll
Affirmation: Ich akzeptiere, dass jede Seele ihren eigenen Weg geht, und lasse in Liebe los.

Loslassen von Verstorbenen
Stein: Moosachat
Affirmation: Ich lasse ... in Liebe los und akzeptiere, dass er/sie jetzt ins Licht gehen darf.

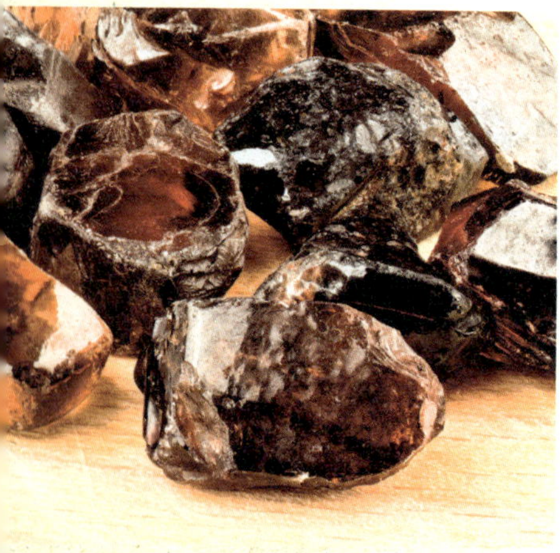

Loslassen von Expartnern
Stein: Peridot
Affirmation: Ich lasse vergangene Beziehungen liebevoll los und danke für die Erfahrung, die ich gemacht habe.

Loslassen von der Vergangenheit
Stein: Galenit
Affirmation: Ich lasse die Vergangenheit in Liebe hinter mir und freue mich auf alles Neue.

Loslassen von belastenden Situationen
Stein: Zirkon
Affirmation: Ich lasse alle belastenden Situationen in meinem Leben los und bin frei.

Loslassen von Gegenständen
Stein: Danburit
Affirmation: Ich lasse Belastendes mit Freude los und fühle mich frei.

MÄNNERWOHL

Einerseits sollen Männer fürsorgliche Familienväter und zuverlässige Nestbauer sein. Andererseits auch wilde Freigeister, Verführungskünstler und Hengste im Bett. Ein tapferer Kämpfer, der keinen Schmerz kennt, und trotzdem ein einfühlsamer Zuhörer und Partner sein – diesem Erwartungsdruck kann kein Mann auf Dauer standhalten.

Räucherrezept: Holunder, Weidenröschen, Eisenkraut, Schafgarbe, Goldrute, Basilikum, Liebstöckel, Fichte

Zugehörige Themen:
Homosexualität
Wenn der Sohn seiner Mutter mitteilt, dass er schwul ist, kommt von ihr häufig die Frage: Was habe ich falsch gemacht? Auch der Sohn selbst hat sich dann mit großer Wahrscheinlichkeit schon einmal gefragt, warum er so ist, wie er ist. Die Frage der Mutter ist legitim, denn sie führt dazu, dass diese sich mit dem eigenen Leben und dem ihres Sohnes auseinandersetzt. Die Frage ist aber auch sinnlos. Denn die Mutter hat nichts falsch gemacht. Der Sohn ist schwul, weil er eben so ist. Homosexualität ist keine Krankheit, kein Defekt, keine Verirrung. Sie ist eine Spielart der Sexualität. So, wie Menschen blaue oder grüne Augen haben, Rechts- oder Linkshän-

der sind und lieber Fisch oder lieber Fleisch essen, können sie auch den Sex mit dem eigenen oder mit dem anderen Geschlecht bevorzugen. Warum das so ist, tut eigentlich nichts zur Sache.

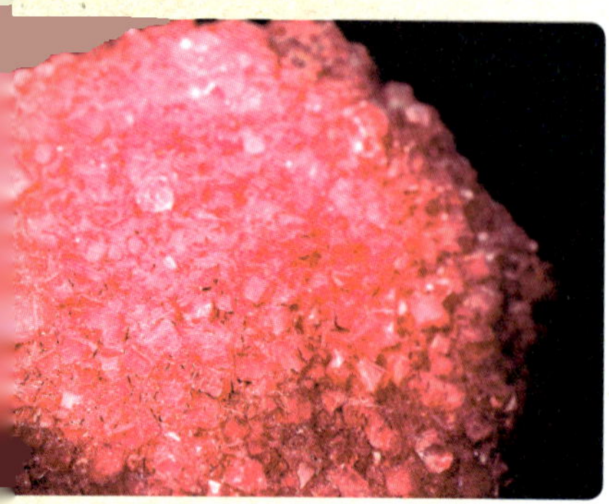

Stein: Goldtopas
Affirmation: Ich bin perfekt so, wie ich bin, und lebe in Freiheit.

Mann sein
Stein: Rubin
Affirmation: Ich akzeptiere und liebe mich so, wie ich bin.

MENTALE STÄRKE

Dieser Zustand sorgt dafür, dass der Kopf und das Bauchgefühl zusammenarbeiten. Entscheidungen fallen viel besser und schneller, es gibt kein »Vielleicht« oder »Ja, aber« mehr. Die Konzentration auf das Wesentliche ist gefragt.

Räucherrezept: Weide, Bernstein, Eisenkraut, Angelika, Fichte, Kiefer, Zeder, Rosmarin

Zugehörige Themen:
Blockaden lösen
Stein: Phantomquarz
Affirmation: Ich löse mich in Liebe von meinen alten Mustern und lasse sie in Liebe los.

Gefühle zulassen
Stein: Sugilith
Affirmation: Ich erlaube mir, alle Gefühle, die ich in mir trage, zuzulassen.

Lebensthemen erkennen

Stein: Rutil

Affirmation: Ich bin jetzt bereit, meine Themen zu bearbeiten und zu verändern.

Negative Gedanken vermeiden

Stein: Onyx

Affirmation: Ich konzentriere mich nicht auf Probleme, sondern auf Lösungen.

MOBBING

Diese sehr belastende Situation kommt meist am Arbeitsplatz vor. Die angegriffene Person ist unterlegen und wird von einer oder mehreren Personen systematisch, meist über längere Zeit, angegriffen. Dies führt zu großen seelischen Problemen des Betroffenen.

Räucherrezept: Melisse, Orange, Sonnenblume, Angelika, Fichte, Löwenzahn, Hafer, Passionsblume

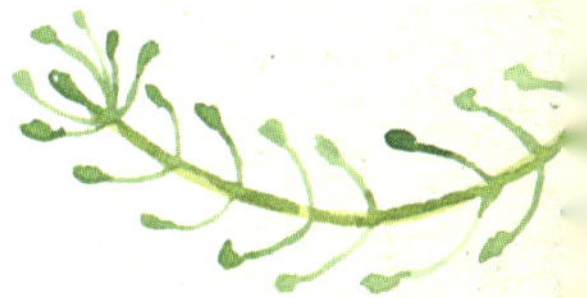

Zugehörige Themen:

Ausnutzung

Stein: schwarzer Turmalin

Affirmation: Ich beanspruche meine Macht und erschaffe liebevoll meine eigene Realität.

Belastung

Stein: Heliodor

Affirmation: Ich bin befreit von allem, was mich belastet, und lebe in Leichtigkeit.

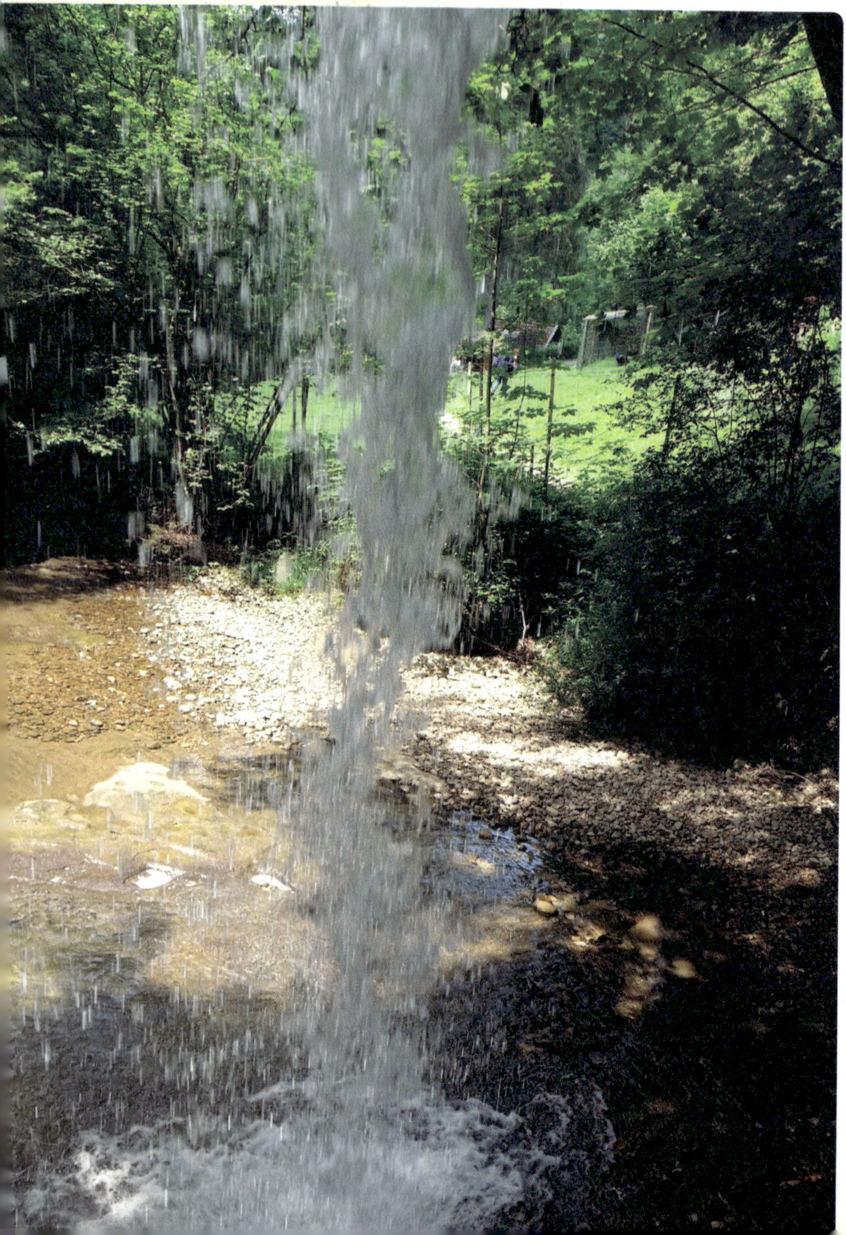

Erschöpfung
Stein: Pyrit
Affirmation: Unbeschwert erlebe ich den Tag und stecke voller Energie.

Perfektion
Stein: Beryll
Affirmation: Ich befreie mich von dem Zwang, perfekt zu sein.

Überforderung
Stein: Saphir
Affirmation: Es tut gut, das loszulassen, was nicht für mich bestimmt ist.

SCHUTZ

Wer nicht geschützt ist, wird angegriffen. Die Abwehr äußerer Belastungen, denen wir täglich ausgesetzt sind, ist heute wichtiger denn je. Darunter fallen Umwelteinflüsse, negative Menschen und belastende Situationen.

Räucherrezept: Angelika, Bernstein, Holunder, Lorbeer, Meersalz, Sonnenblume, Weihrauch

Zugehörige Themen:

Abgrenzung
Stein: Selenit
Affirmation: Ich lasse nur das an mich heran, was mir guttut.

Energievampire abwehren
Stein: schwarzer Turmalin
Affirmation: Meine Energie bleibt bei mir, und ich sorge liebevoll dafür, dass sie niemand anderer für sich verwendet.

Segen

Stein: Amazonit
Affirmation: Alles, was ich segne, wird mir zum Segen.

Sicherheit

Stein: Zirkon
Affirmation: Was auch immer ich tue, ich bin in Sicherheit.

SELBSTVERTRAUEN

Wenn man sich selbst nicht vertraut, ist jede Handlung von Unsicherheit getragen. Diese Unsicherheit bemerken die Menschen, mit denen man Kontakt hat, und wird als Schwäche verstanden. Jeder hat alles in sich, was er braucht, um sein Leben zu meistern. Keiner ist benachteiligt. Es ist immer nur die Frage, ob das Urvertrauen ausgeprägt ist oder nicht.

Räucherrezept: Angelika, Beifuß, Wacholder, Rosmarin, Melisse, Kiefer, Sonnenblume

Zugehörige Themen:

Minderwertigkeitskomplex

Stein: Rhodochrosit

Affirmation: Ich habe alles in mir, was ich benötige, um ein Leben in Liebe und Harmonie zu führen.

Selbstachtung

Stein: Hessonit
Affirmation: Ich liebe und achte mich genau so, wie ich bin.

Selbstannahme

Stein: Perlmutt
Affirmation: Ich akzeptiere mich genau so, wie ich bin.

Selbstbewusstsein
Stein: blauer Calcit
Affirmation: Ich übernehme ab sofort selbst die Verantwortung für mein Leben.

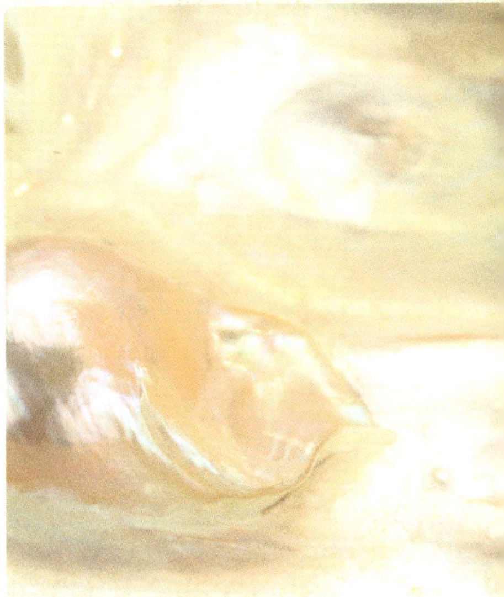

Selbstmitleid
Stein: Epidot
Affirmation: Ich bin im höchsten Licht sicher geborgen und geschützt.

Selbstwert
Stein: Perlmutt
Affirmation: Ich bin es wert, geliebt zu werden.

STARK UND VERWURZELT SEIN

Entwurzelte Menschen haben keinen guten Stand im Leben. Es ist, als schwebten sie herum, und sie spüren sich dadurch auch nicht selbst. Aus dieser Situation heraus kann ganz schwer aktiv gehandelt werden. Hilfreich ist, sich jeden morgen zu visualisieren, dass aus den Fußsohlen Wurzeln wachsen, die bis zum Mittelpunkt der Erde reichen. Die Verankerung in der Erde ist ein gutes Gefühl.

Räucherrezept: Fichte, Holunder, Kiefer, Lebensbaum, Wacholder, Weide, Zeder

Zugehörige Themen:
Erdung
Stein: roter Jaspis
Affirmation: Das Leben trägt mich wie die Erde den Baum.

STRESS

Um Stress zu bewältigen, ist es wichtig, ein Zeitmanagement zu machen. Weil der Tag 24 Stunden hat – wovon viele Stunden schlafend verbracht werden –, kann nur das bewältigt werden, was in diese Zeit hineinpasst. Leide ich permanent unter Zeitmangel und schiebe meine Aufgaben vor mir her, wird dieser Zustand eines Tages unerträglich werden. Die beste Lösung ist, immer, wenn eine Aufgabe dazukommt, etwas anderes loszulassen.

Räucherrezept: Basilikum, Kamille, Passionsblume, Melisse, Johanniskraut, Hopfen, Baldrian, Lavendel, Rosenwurz

Zugehörige Themen:

Angespanntheit

Stein: Serpentin

Affirmation: Ich genieße jeden Tag in Leichtigkeit und Gelassenheit.

Nervosität

Stein: Aragonit

Affirmation: Mit Ruhe und Besonnenheit meistere ich mein Leben.

Schuldgefühle

Stein: Sodalith

Affirmation: Ich schätze meine Freiheit und segne mein Tun.

Seelische Verletzungen

Stein: Rhodonit

Affirmation: Für jedes Problem gibt es eine Lösung, und meine Seele kennt sie.

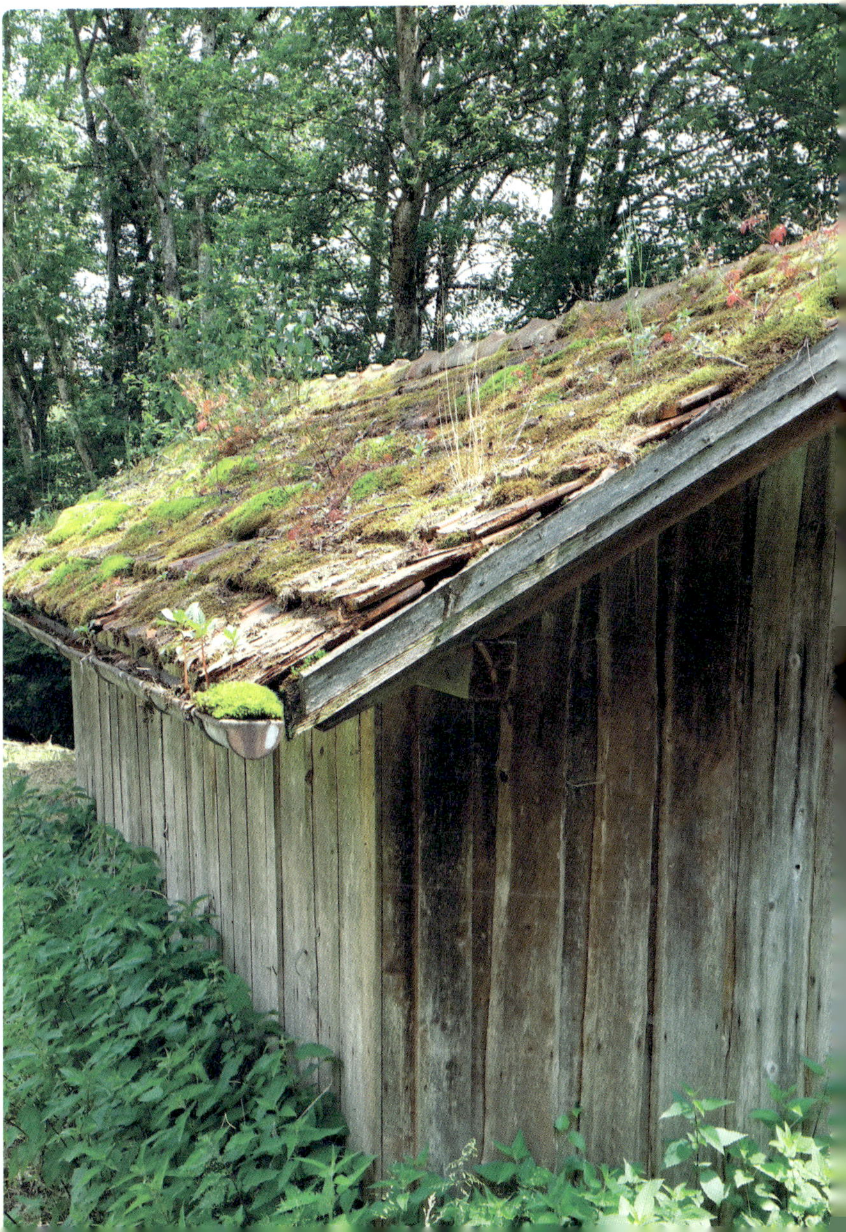

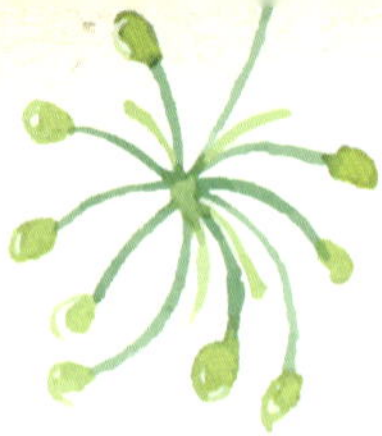

Trennung
Stein: Zirkon
Affirmation: Ich lasse ... in Liebe los.

WEGE UND WERTE ERKENNEN

In unserer Zeit herrscht eine besonders hoch schwingende Energie auf der Erde. Das führt auch dazu, dass wir Probleme und Krisen viel schneller loswerden können, wenn wir etwas dafür tun. Damit Ehrenrunden ausbleiben, ist es wichtig, einige Verhaltensweisen zu beachten.

Räucherrezept: Angelika, Bernstein, Holunder, Johanniskraut, Lärche, Rose, Sonnenblume, Sternanis, Zeder

Zugehörige Themen:

Beurteilen
Stein: Zoisit
Affirmation: Jeder Mensch ist frei, seine Entscheidungen selbst zu treffen.

Bewerten
Stein: Cavansit
Affirmation: Ich bin frei von Bewertungen, weil jeder Mensch seinen eigenen Lebensweg hat.

Kraft der Natur nutzen
Stein: Heliotrop
Affirmation: Ich hole mir Kraft in der Natur und genieße ihre Schönheit.

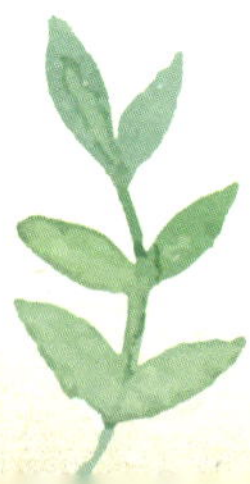

Materie ist nicht alles, das Wichtigste kann man nicht kaufen

Stein: Mondstein

Affirmation: Alles, worauf es im Leben wirklich ankommt, ist nicht käuflich.

Verbindung von Körper und Seele erkennen

Stein: Hiddenit

Affirmation: Ich bestehe aus Körper, Geist und Seele, und ich nehme mich in dieser Vollkommenheit an.

Wertschätzung

Stein: Achat

Affirmation: Ich bin es wert, geliebt zu werden.

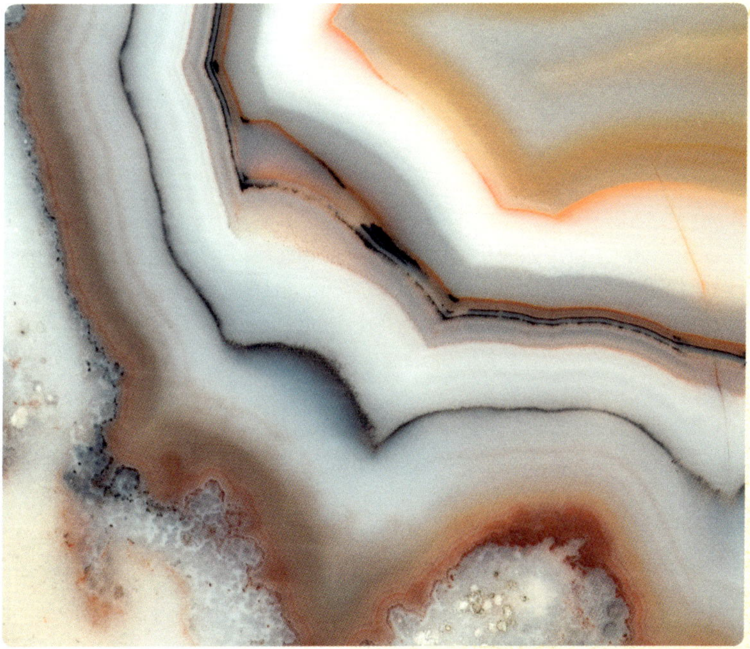

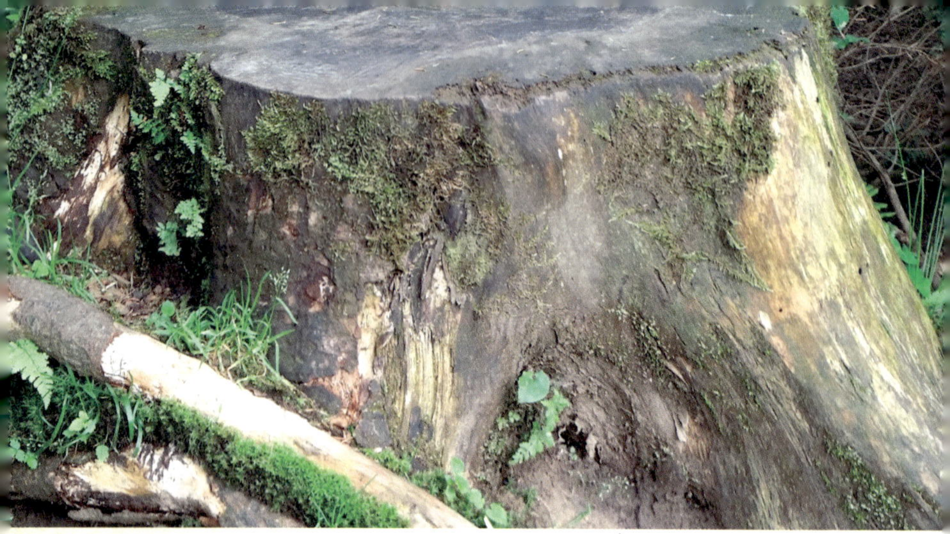

Verzeichnis der psychischen Krankheiten

ADHS/ADS

Hierbei handelt es sich um eine psychische Störung, die speziell bei Kindern und Jugendlichen auftritt. Erwachsene betrifft diese Krankheit nur zu einem geringen Prozentsatz. Umgangssprachlich nennt man diese Krankheit »Zappelphilipp-Syndrom«.

Räucherrezept: Angelikawurzel, Herzgespann, Melisse, Gänseblümchen, Bernstein, Rose, Hafer

Stein: Aragonit
Affirmation: Ich bekomme Aufmerksamkeit und werde von allen Menschen geliebt.

AFFEKTIVE STÖRUNGEN

Dies sind Mangelkrankheiten (Schlaf, Licht, Liebe, Nährstoffe usw.). Die häufigste affektive Störung ist die Depression. Die Energie des Betroffenen ist niedergedrückt. Sie kann nicht fließen, und das bedeutet, dass sie das Herz nicht erreicht. Daher fehlen ihm Freude, Begeisterung und Lebenslust. Frauen leiden doppelt so häufig an Depressionen wie Männer. Bis zum Jahr 2030 wird die Depression die häufigste Erkrankung in Industrieländern sein – das geht aus einer aktuellen Studie der Weltgesundheitsorganisation (WHO) hervor.

Räucherrezept: Baldrian, Johanniskraut, Melisse, Mutterkraut, Basilikum, Rose, Wegwarte, Thymian, Ringelblume, Weißdorn, Zitronenmelisse

Zugehörige Themen:

Depressionen

Stein: Bernstein

Affirmation: Ich erlaube mir, in Glück und Freude zu leben.

Manie

Stein: Beryll

Affirmation: Ich lasse zu, dass alles Gute in mein Leben tritt.

ANGSTSTÖRUNGEN (neurotische und Belastungsstörungen)

Ängste sind Gedanken, und Gedanken kann man loslassen. Wie auch immer sich die Angst zeigt – diese seelischen Störungen zeigen auf, dass etwas aus dem Gleichgewicht geraten ist. Das Wort »Angst« ist mit dem Wort »Enge« verwandt. Somit bedeutet Angst, dass etwas zusammengehalten, sich zusammengerissen wird. Die Energie fließt nicht nach außen, sie kann nicht ausgedrückt werden und staut sich. Durch diesen Stau entsteht das Gefühl der Angst. Wer Angst ausstrahlt, bekommt Angst zurück. Es wäre hilfreich, die Aufmerksamkeit auf die schönen Dinge im Leben zu richten und dankbar zu sein. Angst lähmt, Freude befreit.

Räucherrezept: Angelika, Johanniskraut, Mädesüß, Quendel, Baldrian, Hopfen, Lavendel, Salbei, Rose

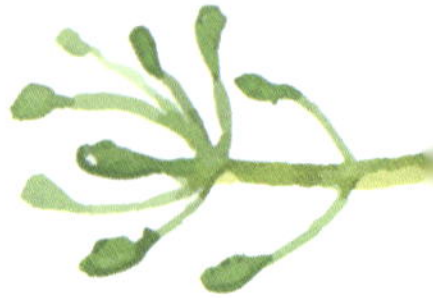

Zugehörige Themen:

Albträume

Stein: Heliotrop

Affirmation: Ich entspanne mich im Schlaf und wache erholt auf.

Angst vor dem Alleinsein

Stein: Jaspis

Affirmation: Ich bringe Liebe zum Ausdruck und werde, wohin ich auch gehe, stets mit Liebe empfangen.

Angst vor dem Alter

Stein: Onyx

Affirmation: Mein Alter ist ideal, und ich genieße jeden Augenblick.

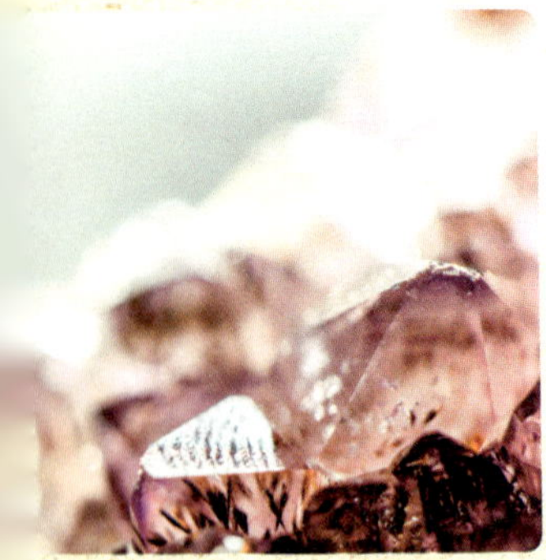

Angst vor Existenzbedrohung

Stein: Granat

Affirmation: Ich lebe zu jeder Zeit in Fülle und Reichtum.

Angst vor Krankheiten

Stein: Amethyst

Affirmation: Durch jede Zelle meines Körpers fließt positive Energie. Ich liebe mich so, wie ich bin.

Angst vor Veränderung
Stein: Rubin
Affirmation: Ich lasse mit Freude Neues in mein Leben.

Angst zu reden
Stein: Magnesit
Affirmation: Liebevoll gebe ich mein Wissen an die Menschen weiter.

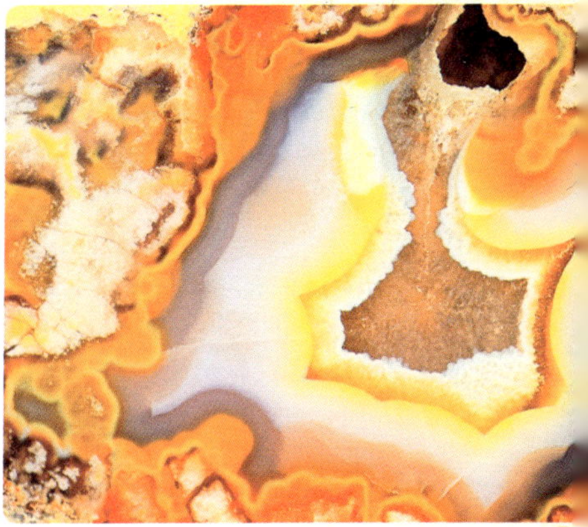

Flugangst
Stein: Karneol
Affirmation: Ich ruhe sicher in meiner Mitte und nehme Vollkommenheit für mein Leben an. Ich reise mit Freude.

Furcht
Stein: Granat
Affirmation: Gelassenheit begleitet mich in jeder Lebenslage.

Höhenangst
Stein: Türkis
Affirmation: Ich bin überall auf dieser Welt sicher und geborgen.

Hysterie
Stein: Aquamarin
Affirmation: Ich bin fähig, meine Probleme liebevoll zu akzeptieren und zu lösen.

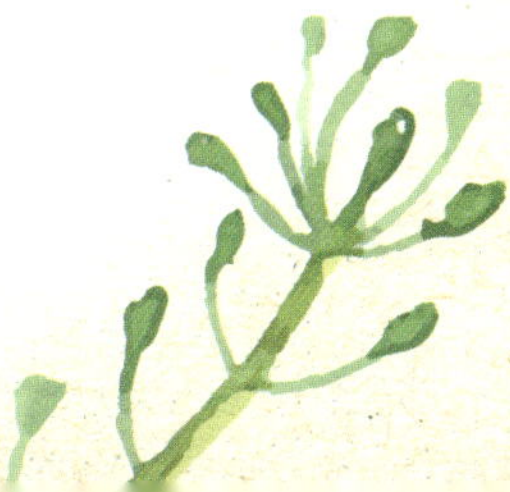

Lampenfieber

Stein: Bergkristall

Affirmation: Ich bin stolz auf das Wissen und die Fähigkeiten, die ich erworben habe, und gebe sie mit Freude weiter.

Panikattacken

Stein: Turmalin

Affirmation: Unverzagt gehe ich meinen Weg und bin in Sicherheit.

Phobien

Stein: Fluorit

Affirmation: Ich gebe jedem Lebewesen auf Erden den Platz, den es verdient.

Platzangst

Stein: Aventurin

Affirmation: Ich lebe jeden Moment meines Lebens in Liebe und Freiheit.

Prüfungsangst

Stein: Rubin

Affirmation: Ich bin voller Vertrauen und weiß, dass ich alle Fähigkeiten in mir habe, um diese Prüfung zu bestehen.

Schock

Stein: Rauchquarz

Affirmation: Ich lebe sorglos und gehe liebevoll mit mir um.

Trauma

Stein: Rhodonit

Affirmation: Ich vertraue dem Leben und lasse nur das an mich heran, was mir guttut.

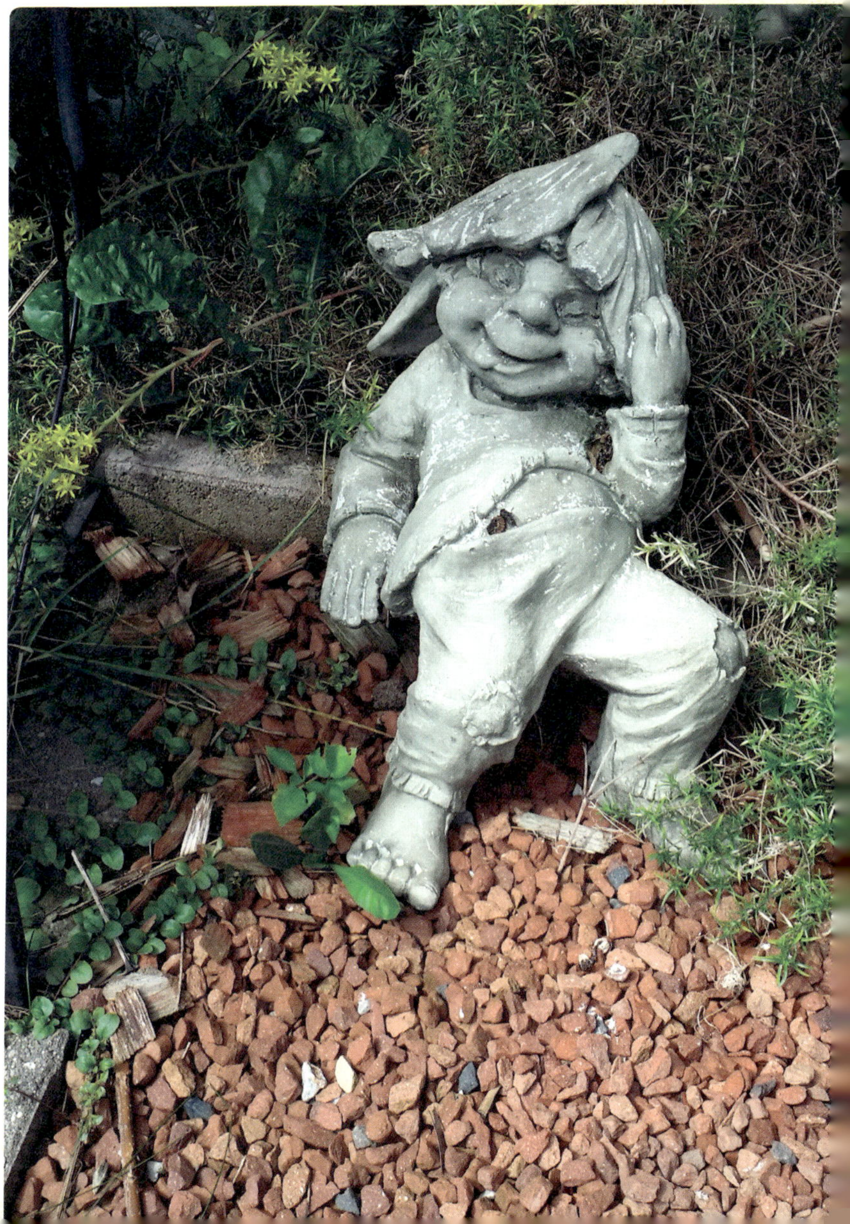

Verlustangst
Stein: Opal
Affirmation: Ich schaffe es allein und bewältige alle meine Aufgaben selbst.

Versagensangst
Stein: Beryll
Affirmation: Ich bin mit allem Wissen ausgestattet, das ich brauche, um hier auf Erden meine Aufgaben zu meistern.

Zukunftsangst
Stein: Chrysokoll
Affirmation: Ich gebe mir die Erlaubnis, in Zukunft friedvoll zu leben.

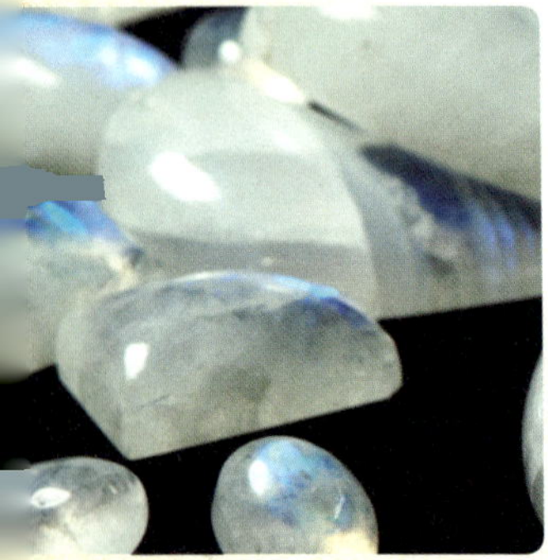

AUTISMUS

Autismus ist eine tief greifende Entwicklungsstörung. Das Ausmaß der Beeinträchtigung kann sehr unterschiedlich sein. Ein Autist hat Schwierigkeiten, Beziehungen mit anderen Menschen einzugehen. Die Sprachentwicklung und die Kommunikation können beeinträchtigt sein, und der Betroffene ist in seinen Aktivitäten und Interessen sehr eingeschränkt.

Räucherrezept: Ehrenpreis, Melisse, Johanniskraut, Thymian, Hopfen, Kiefer, Lavendel

Stein: Mondstein
Affirmation: Ich bin wertvoll und werde von allen akzeptiert.

BURN-OUT

Das »Ausgebranntsein« bezeichnet einen Zustand der Kraftlosigkeit. Nichts geht mehr. Man ist ständig müde und völlig überreizt – oder beides zugleich. Viele Betroffene klagen auch über Dauererschöpfung, Abgeschlagenheit oder Kopf- und Muskelschmerzen sowie depressive Verstimmungen.

Räucherrezept: Passionsblume, Rosmarin, Basilikum, Orange, Alant, Thymian, Ysop

Stein: Rosenquarz
Affirmation: Ich löse mich von allen Belastungen und bin frei.

EPILEPSIE

Man kann epileptische Anfälle als Ausdruck einer vorübergehenden Funktionsstörung von Nervenzellen definieren, wobei die Auswirkungen davon abhängen, welche Aufgaben die beteiligten Nervenzellen haben. Der berühmte griechische Arzt Hippokrates hat schon erkannt, dass Epilepsien auf eine Störung im Gehirn zurückzuführen sind.

Räucherrezept: Frauenmantel, Labkraut, Mistel, Thymian, Fichte

Stein: Rhodonit
Affirmation: Ich vertraue dem Leben in allen Situationen, die mir begegnen.

ESSSTÖRUNGEN

Diäten, Fasten, exzessiver Sport und Abführmittel sind für viele Menschen alltäglich. Schon nach kurzer Zeit kann aus restriktivem Essen eine ernsthafte Störung entstehen. Der ganze Tagesablauf dreht sich um das Thema Essen. Das Selbstwertgefühl hängt sehr häufig vom Körpergewicht und von der Figur ab.

Räucherrezept: Beifuß, Frauenmantel, Quendel, Weißdorn, Wegwarte, Holunder, Lavendel, Rose

Zugehörige Themen:

Bulimie (Ess-Brech-Sucht)

Stein: Sonnenstein

Affirmation: Ich bin heil und ruhe in meiner Mitte.

Anorexie (Magersucht)

Stein: Schneeflockenobsidian

Affirmation: Mein Körper ist die Wohnung meiner Seele, und ich sorge liebevoll für ihn.

DEMENZERKRANKUNGEN

Hier handelt es sich um Krankheiten, die vor allem Menschen ab 70 Jahren betreffen. Es kommt zum Verlust erworbener intellektueller Fähigkeiten. In der Regel beginnt Demenz mit Vergesslichkeit oder Depressionen, bei Parkinson mit körperlichen Beschwerden. Grund ist, dass im zentralen Nervensystem Zellen absterben.

Räucherrezept: Salbei, Zitronenmelisse, Rosenwurz, Rosmarin, Bärlapp, Angelika, Pfingstrose

Zugehörige Themen:

Alzheimer

Stein: Karneol

Affirmation: Ich genieße jeden Augenblick des Lebens und bin voller Vertrauen.

Demenz

Stein: Aquamarin

Affirmation: Ich schätze meine Fähigkeiten und akzeptiere mich so, wie ich bin.

Parkinson

Stein: Rodonit

Affirmation: Mein Blick geht positiv voraus, und ich bin im Frieden mit meinen Gedanken und Worten.

Psychose

Stein: grüner Turmalin

Affirmation: Ich bin geborgen und werde geliebt.

PERSÖNLICHKEITS- UND VERHALTENSSTÖRUNGEN

Es handelt sich hierbei um noch nicht sehr gut verstandene Erkrankungen im Grenzbereich zwischen Neurose und Psychose. Symptome sind Alkoholismus und andere Süchte, Selbstverletzungen, Depression, Instabilität von Beziehungen, Stimmungen und Selbstbild. Diese Erkrankung der Psyche wird meist ausgelöst durch Verlustangst, dem Fehlen von Grundwerten im Leben, Armut, zerstörten Familien, Arbeitslosigkeit, Leistungsdruck, Drogen und Krankheiten.

Räucherrezept: Zitronenmelisse, Weißdorn, Holunder, Hopfen, Kiefer, Sonnenblume, Pfefferminze

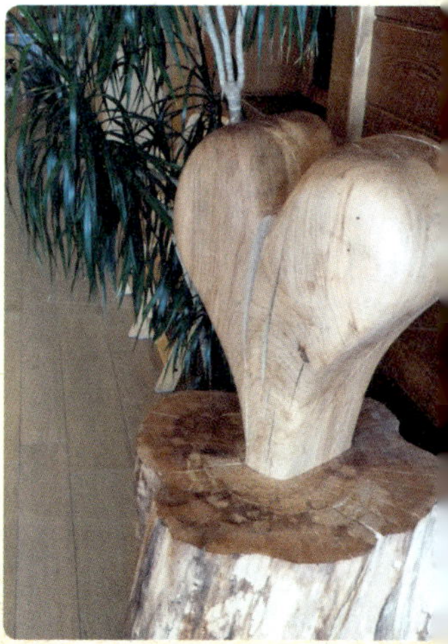

Zugehörige Themen:

Borderline-Syndrom

Stein: Dumortierit

Affirmation: Alle meine Bedürfnisse werden vollkommen erfüllt.

Paranoia

Stein: grüner Disthen

Affirmation: Ich achte mich und bin im Frieden mit mir.

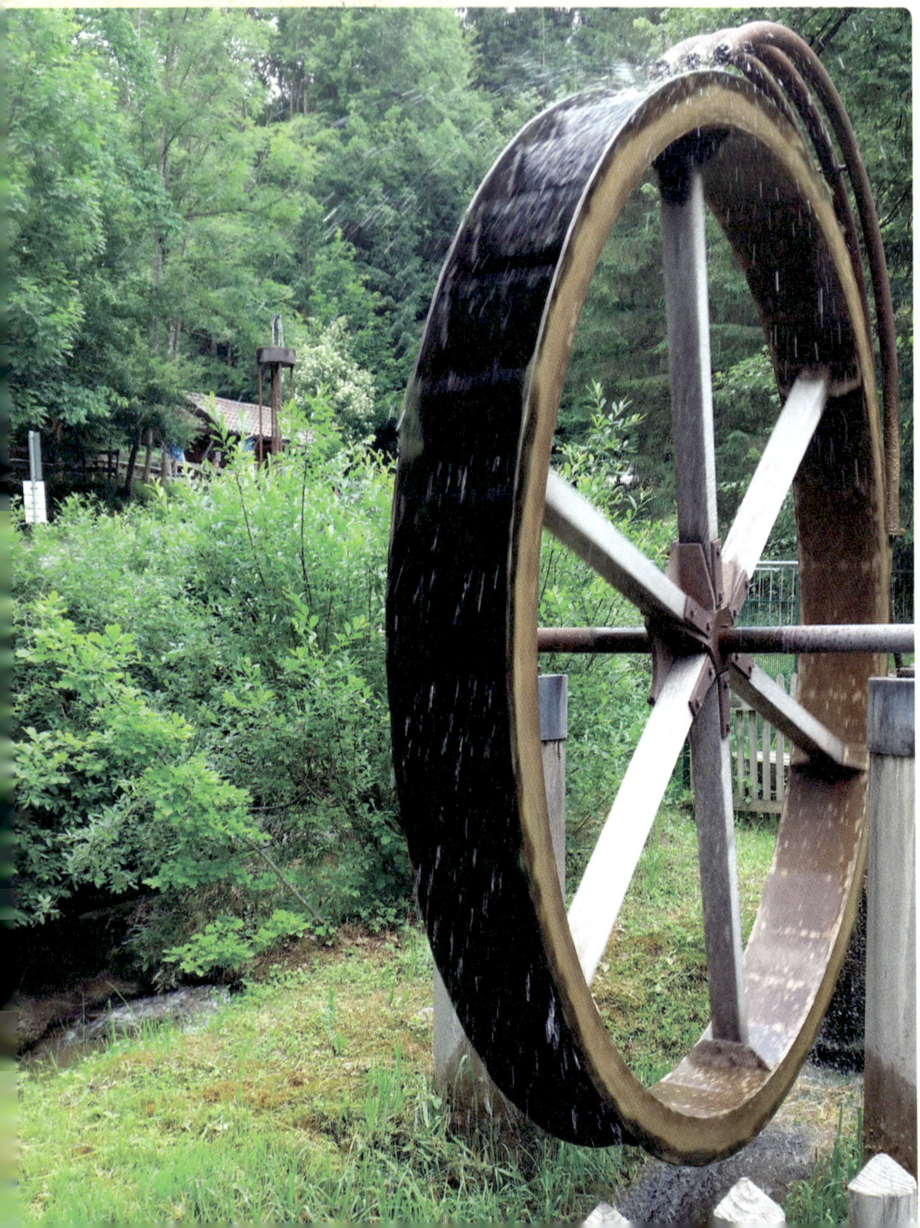

POSTTRAUMATISCHE BELASTUNGSSTÖRUNG

Häufig betroffen sind Rettungskräfte, Ärzte, Krankenschwestern und Pfleger, Polizisten und Soldaten, überdurchschnittlich häufig Frauen. Das Erleben großen Elends, Unfälle und Katastrophen, Missbrauch und Vergewaltigungen, politische Haft und Folter sind die Auslöser.

Räucherrezept: Johanniskraut, Passionsblume, Angelikawurzel, Pfefferminze, Rosmarin, Weißdorn, Fichte

Stein: Obsidian
Affirmation: Ich bin im Frieden mit allen Erfahrungen meines Lebens.

SCHIZOPHRENIE

Der »klassische« Wahnsinn: Betroffene hören Stimmen, empfinden Gedanken als von außen eingegeben, wähnen sich verfolgt und überwacht.

Räucherrezept: Passionsblume, Anis, Salbei, Brennnessel, Sonnenblume

Stein: Hiddenit
Affirmation: Ich lasse nur die Erfahrungen in mein Leben, die mir guttun.

SÜCHTE

Sucht ist die Abhängigkeit von einer Substanz oder einem Verhalten. Der Betroffene hat keine Selbstkontrolle mehr. Er steht unter dem Zwang, mithilfe von bestimmten Substanzen (z. B. Alkohol) oder bestimmten Verhaltensweisen (z. B. Glücksspiel) belastende Gefühle zu vermeiden. Sucht wird als Krankheit anerkannt.

Räucherrezept: Kalmus, Hopfen, Pfefferminze, Baldrian, Salbei, Rose, Zimt, Thymian, Hafer

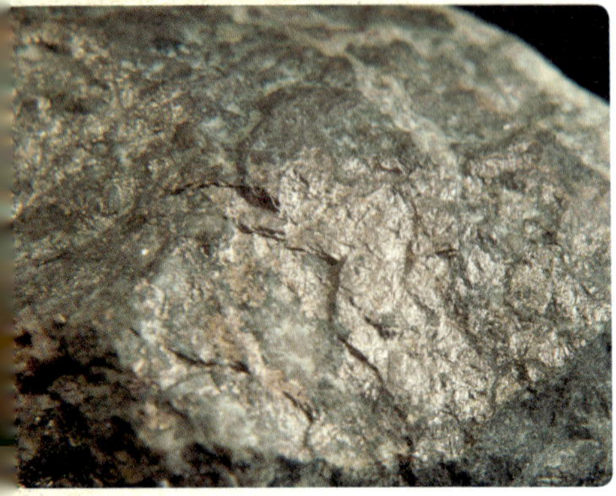

Zugehörige Themen:

Alkoholsucht

Stein: Dumortierit

Affirmation: Das Leben trägt mich, und ich bin behütet.

Drogensucht

Stein: Nickelin

Affirmation: Ich habe ein starkes Selbstwertgefühl und liebe mich so, wie ich bin.

Esssucht

Stein: Topas

Affirmation: Ich befreie mich ab sofort von allen negativen Gedankenmustern, und mein Blick geht positiv voraus.

Internetsucht

Stein: Granat

Affirmation: Ich nehme alle schönen Dinge, die mich umgeben, wahr und entscheide mich, in Harmonie zu leben.

Medikamentensucht

Stein: Amethyst

Affirmation: Ich vertraue auf die Selbstheilungskräfte meines Körpers und löse mich von Zwängen.

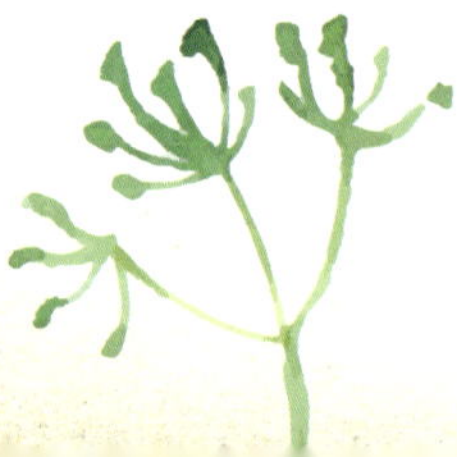

Nikotinsucht

Stein: gelber Jaspis

Affirmation: Das Leben gibt mir Halt, und ich vertraue auf meine innere Stärke.

Spielsucht

Stein: Hämatit

Affirmation: Das Leben versorgt mich mit allem, was ich benötige, um glücklich zu sein.

ZWANGSSTÖRUNGEN

Menschen, die an Zwangsstörungen leiden, leben ihren »Tick« zwanghaft aus (z. B. Messies). Es handelt sich um einen inneren Drang, bestimmte Dinge zu denken oder zu tun.

Räucherrezept: Melisse, Hopfen, Baldrian, Fichte, Holunder, Alant, Mädesüß

Stein: Zirkon

Affirmation: Ich muss in meinem Leben nichts, sondern ich darf. Alles, was ich erlebe, dient meiner ganzheitlichen Entwicklung.

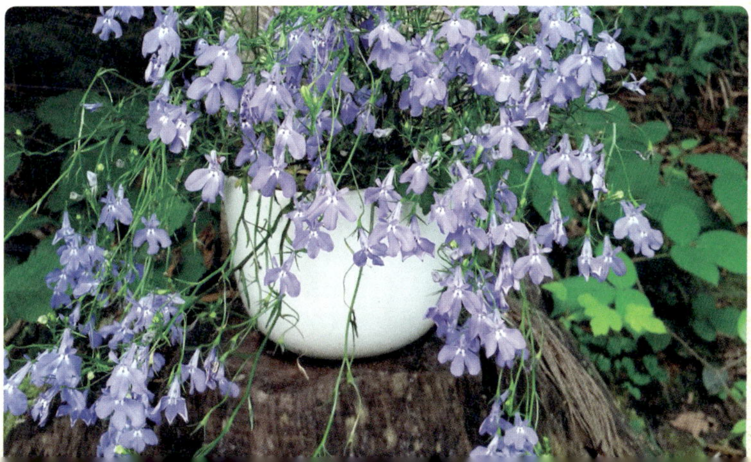

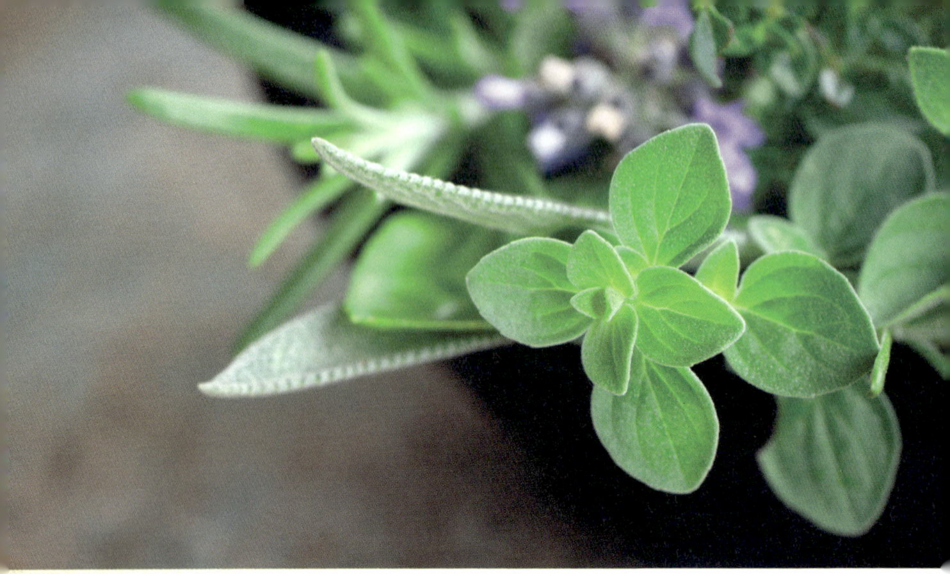

Kräuterlexikon

Kräuter kann man auf vielfältige Weise einsetzen, jedoch ist nicht jeder Teil der Pflanzen für jede Anwendung geeignet. Ich habe hier ausschließlich den Gebrauch zum Räuchern beschrieben. Aus vielen angeführten Zutaten lassen sich auch Salben, Tees, Tinkturen usw. machen. **Ich rate jedoch dringend davon ab, aus meinen Räucherrezepten eine Teemischung zu machen. Diese Zusammensetzungen sind nur für die äußere Anwendung gedacht.**

Ich empfehle auch, keine Zutaten bei den Räuchermischungen wegzulassen, denn dadurch geht viel Kraft verloren. Es ist nicht sehr effektiv, nur eine Pflanze für ein Thema zu verwenden. Deshalb finden Sie ab Seite 60 sehr sorgsam zusammengestellte Rezepturen.

Ernten

Blatt: folium
Blüte: flos
Frucht: fructus
Harze: resina
Knospen: gemmae
Kraut: herba
Rinde: cortex
Samen: semen
Sporen: pteridophyta
Wurzel: radix

Wenn Sie die Kräuter selbst pflücken und verarbeiten, achten Sie darauf, sie in der richtigen Mondphase zu ernten.

In jedem Mondkalender finden Sie die Symbole für die Erntetage.

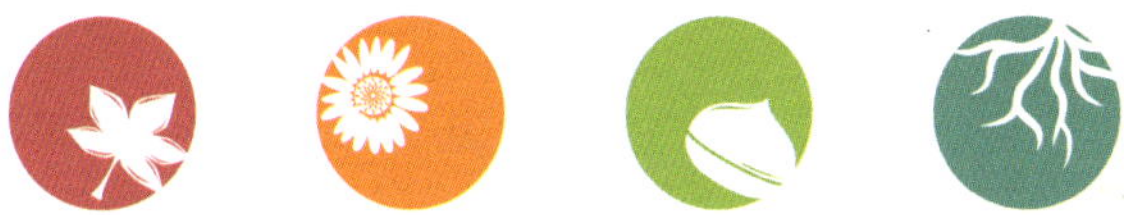

Blatttag *Blütetag* *Fruchttag* *Wurzeltag*

Am Blatttag: Blatt, Kraut, Rinde
Am Blütetag: Blüte, Knospe
Am Fruchttag: Frucht, Samen, Sporen
Am Wurzeltag: Wurzel
Harze, wenn Oberfläche verhärtet ist

Sie können die Tage auch nach abnehmendem oder zunehmendem Mond bzw. nach Sternzeichen und Planeten berechnen. Für den Einstieg empfehle ich Ihnen aber, einfach einen Kalender zur Hand zu nehmen, in dem diese Tage mit Symbolen eingetragen sind.

Trocknen

Trocknen Sie das Räucherwerk ausschließlich im Schatten, nicht in der direkten Sonne, am besten auf einer großen Kartonunterlage. Die Luft sollte zirkulieren können. Für die Anwendung zum Räuchern ist es empfehlenswert, die gepflückten Teile nicht übereinander zu trocknen, sondern nebeneinander. Es ist wichtig, dass sich kein Schimmel bildet, denn die Schimmelsporen wären dann im Räucherwerk und würden sich über die Hitze entfalten. Das ist ungesund. Außerdem geht es schneller, wenn die Kräuter, Harze oder Wurzeln einzeln aufgelegt werden.

Verräuchern Sie niemals feuchte Zutaten, da es sonst stinkt und auch sehr unansehnlicher schwarzer Rauch entsteht. Die Pflanzenstoffe entfalten sich zudem nicht so intensiv wie im getrockneten Zustand.

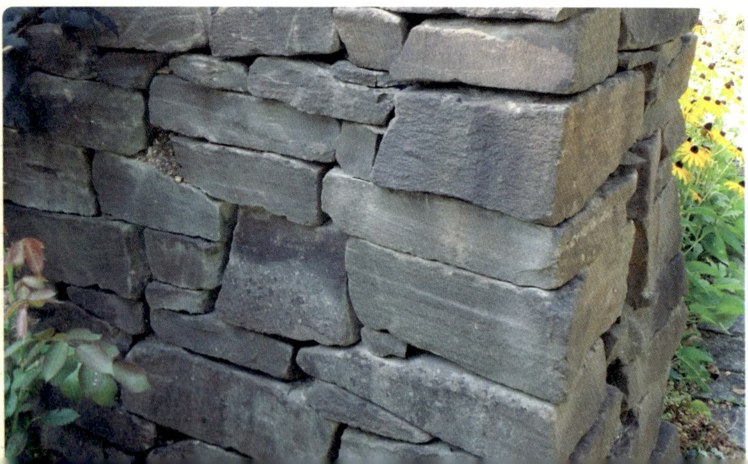

Benutzen Sie niemals chemisch behandelte Zutaten. Wenn z. B. Rosen im Sommer gegen Läuse gespritzt werden, sind alle diese chemischen Stoffe auch im Räucherwerk enthalten.

Mischen

Das Mischen der Zutaten sollte in erster Linie intuitiv erfolgen. Es sind keine Löffelmaße und auch keine Waage notwendig. Zu einer Überdosierung kann es bei den heimischen Kräutern nicht kommen, denn der Körper nimmt nur das auf, was er gerade benötigt. Vertrauen Sie sich selbst!

Hölzer, Wurzeln und Harze sind die Teile einer Mischung, die am kraftvollsten sind. Blüten, Blätter, Samen, Knospen, Kraut, Früchte werden in einer Mischung zu gleichen Teilen verwendet. Sollten Sie eine Lieblingspflanze in dieser Mischung haben und von dieser mehr dazugeben wollen, dann tun Sie es einfach. Das Bauchgefühl wird Ihnen genau sagen, was für Sie stimmt.

Als Faustregel gilt folgendes Mischverhältnis:
30 % Hölzer, Harze, Wurzeln, Rinde,
70 % Blüten, Blätter, Samen, Knospen, Kraut, Früchte, Sporen.

Meine Großmutter hätte an dieser Stelle gesagt: »Frag nicht, tu einfach. Du spürst ja, was passt.«

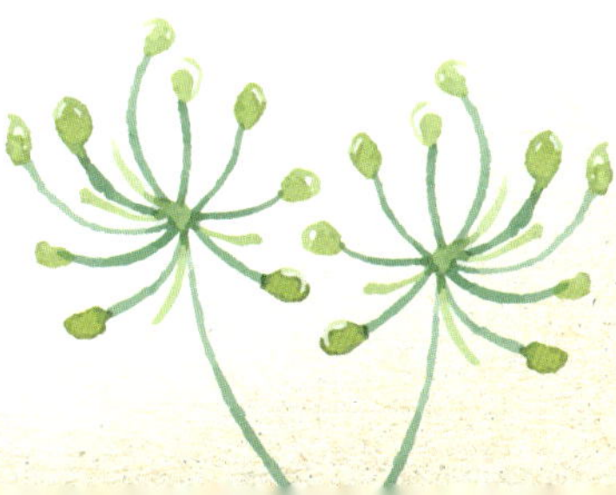

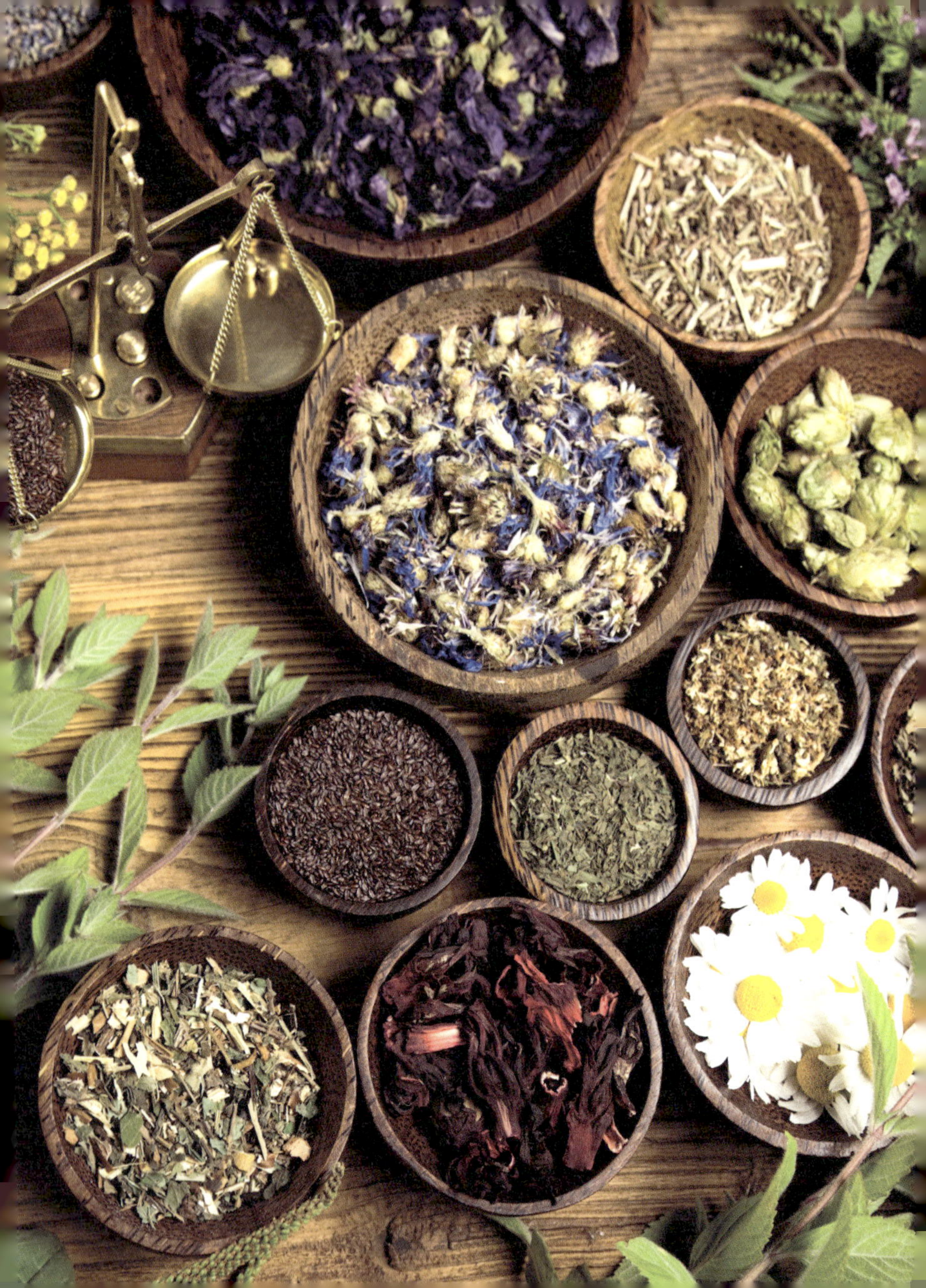

LISTE DER RÄUCHERZUTATEN

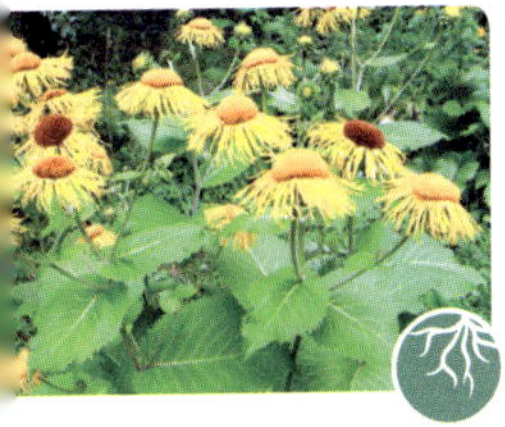

Alant: Inula helenium
Verwendung zum Räuchern: Wurzel
Anwendungsgebiete: Frau sein, Helfersyndrom, Homosexualität, Kinderlosigkeit, innerer Frieden, Dankbarkeit, Demut, Stabilität, Unruhe, Zufriedenheit, Burn-out, Zwangsstörungen

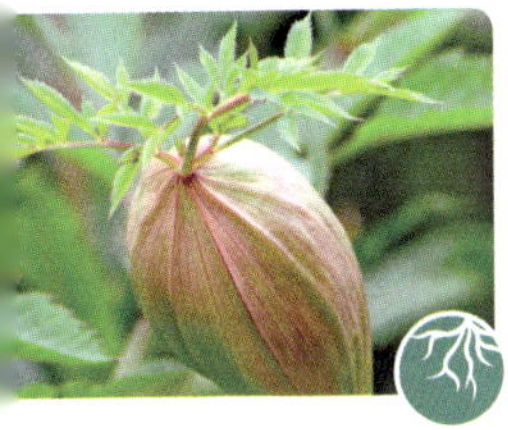

Angelika: Angelica archangelica L.
Verwendung zum Räuchern: Wurzel
Anwendungsgebiete: Albträume, Ängste aller Art, Furcht, Hysterie, Lampenfieber, Panikattacken, Phobien, Schock, Trauma, Zwang, Intuition wecken, Bauchgefühl, Chancen erkennen, Ehrlichkeit, Signale hören, Urvertrauen, mentale Stärke, Blockaden lösen, Gefühle zulassen, Lebensthemen erkennen, negative Gedanken vermeiden, Mobbing, Ausnutzung, Belastung, Erschöpfung, Perfektion, Überforderung, Schutz, Abgrenzung, Energievampire abwehren, Segen, Sicherheit, Selbstvertrauen, Minderwertigkeitskomplex, Selbstachtung, Selbstbewusstsein, Selbstmitleid, Selbstwert, Selbstannahme, Wege und Werte erkennen, Beurteilen, Bewerten, Kraft der Natur nutzen, in der Materie verhaftet sein, Verbindung Körper/Seele, Wertschätzung, ADHS, Alzheimer, Demenz, Parkinson, Psychose, posttraumatische Belastungsstörung

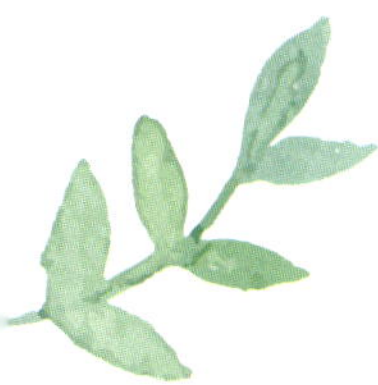

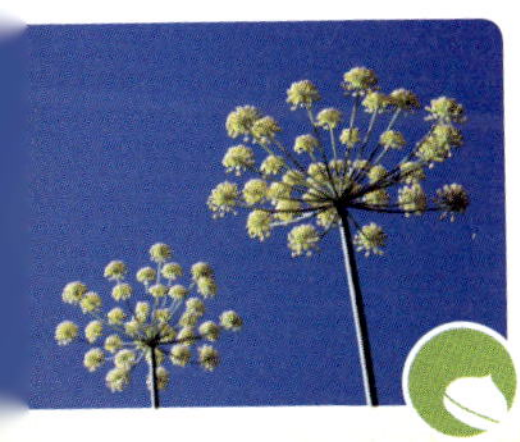

Anis: Pimpinella anisum L.
Verwendung zum Räuchern: Früchte
Anwendungsgebiete: Schizophrenie

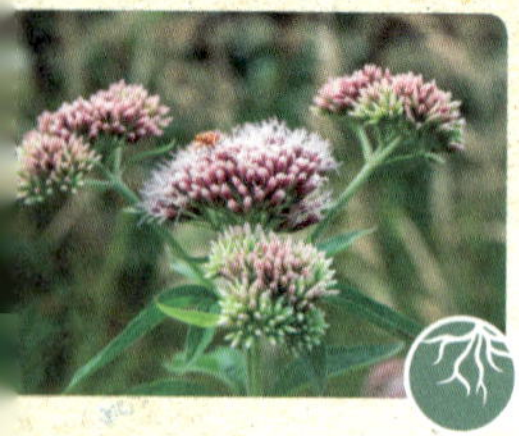

Baldrian: Valeriana officinalis
Verwendung zum Räuchern: Wurzel
Anwendungsgebiete: Aggressivität, Fanatismus, Jähzorn, Tobsucht, Wut, Zorn, Albträume, Ängste aller Art, Furcht, Hysterie, Lampenfieber, Panikattacken, Phobien, Schock, Trauma, Zwang, Stress bewältigen, Angespanntheit, Nervosität, Schuldgefühle, seelische Verletzungen, Trennung, Depressionen, Manie, Süchte, Zwangsstörungen

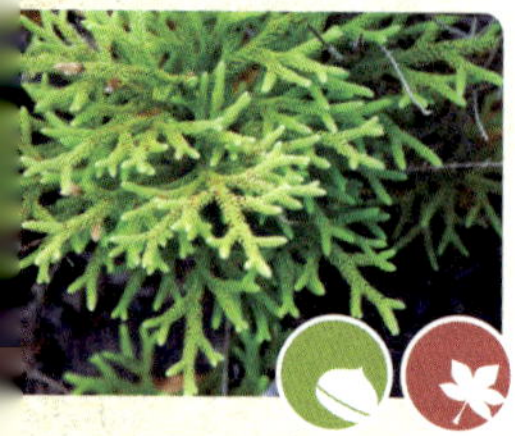

Bärlapp: Lycopodium clavatum
Verwendung zum Räuchern: Sporen und Kraut
Anwendungsgebiete: Alzheimer, Demenz, Parkinson, Psychose

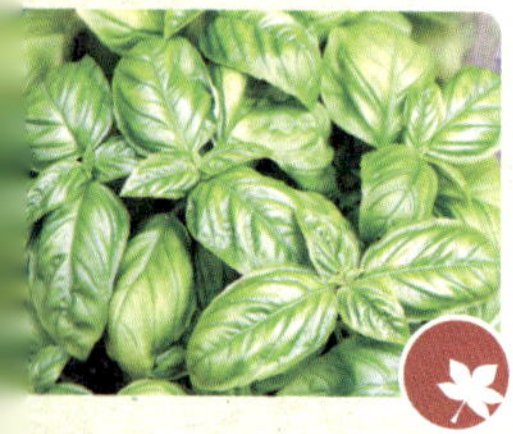

Basilikum: Ocimum basilicum
Verwendung zum Räuchern: Blätter
Anwendungsgebiete: Homosexualität akzeptieren, Mann sein, Stress bewältigen, Angespanntheit, Nervosität, Schuldgefühle, seelische Verletzungen, Trennung, Depressionen, Manie, Burn-out

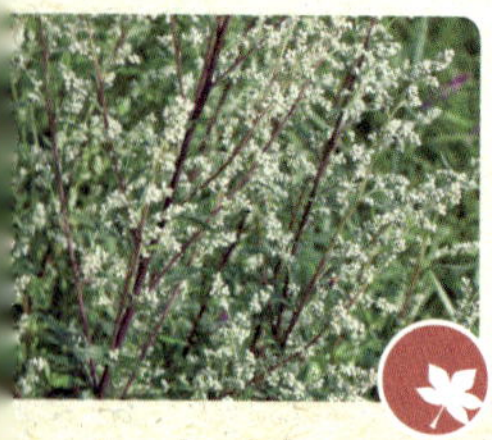

Beifuß: Artemisia vulgaris
Verwendung zum Räuchern: Kraut, Blätter
Anwendungsgebiete: innere Fülle, Freude, Gemüt, innerer Reichtum, Intuition wecken, Bauchgefühl, Chancen erkennen, Ehrlichkeit, Signale hören, Urvertrauen, Klarheit und Wahrheit erkennen, Entscheidung treffen, im Hier und Jetzt leben, Lebensweg finden, Neubeginn, Transformation von negativen Situationen, Veränderung

zulassen, Verantwortung für sein Leben übernehmen, Loslassen, Selbstvertrauen, Minderwertigkeitskomplex, Selbstachtung, Selbstbewusstsein, Selbstmitleid, Selbstwert, Selbstannahme, Bulimie, Anorexie

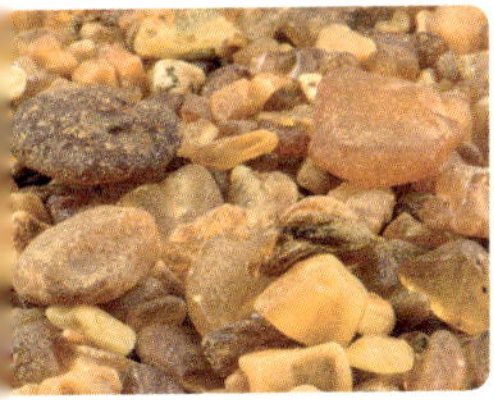

Bernstein: Electrum
Verwendung zum Räuchern: Harz
Anwendungsgebiete: Bettnässen, Hyperaktivität, Kind sein, mentale Stärke, Blockaden lösen, Gefühle zulassen, Lebensthemen erkennen, negative Gedanken vermeiden, Schutz, Abgrenzung, Energievampire abwehren, Segen, Sicherheit, Wege und Werte erkennen, Beurteilen, Bewerten, Kraft der Natur nutzen, in der Materie verhaftet sein, Verbindung Körper/Seele, Wertschätzung, ADHS

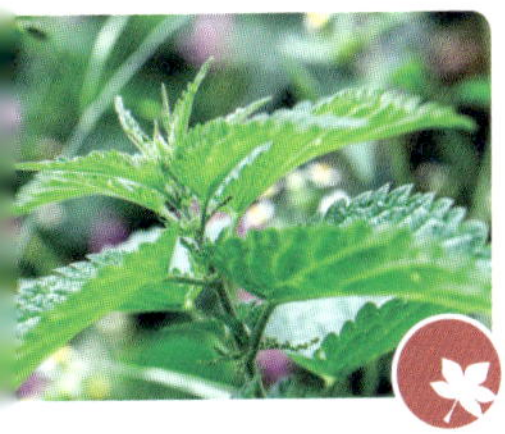

Brennnessel: Urtica dioica
Verwendung zum Räuchern: Blätter
Anwendungsgebiete: Aggressivität, Fanatismus, Jähzorn, Tobsucht, Wut, Zorn, Schizophrenie

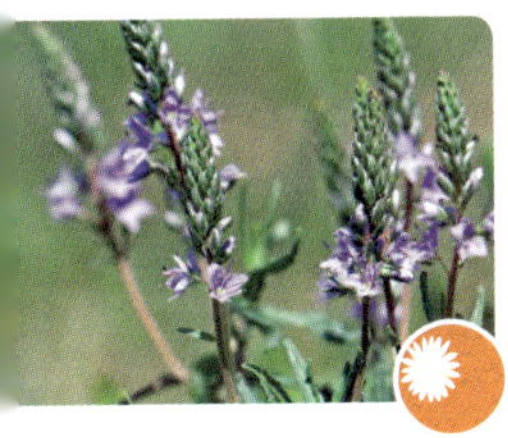

Ehrenpreis: Veronica officinalis
Verwendung zum Räuchern: Blüten
Anwendungsgebiete: Autismus

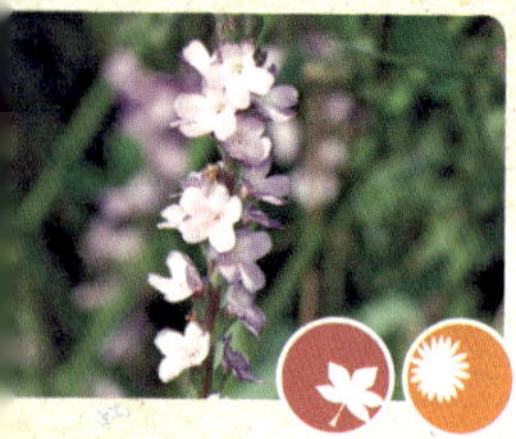

Eisenkraut: Verbena officinalis
Verwendung zum Räuchern: Blüten, Kraut
Anwendungsgebiete: Aggressivität, Fanatismus, Jähzorn, Tobsucht, Wut, Zorn, Glück, Erfolg, Leichtigkeit, Vergebung, Wunscherfüllung, innere Fülle, Freude, Gemüt, innerer Reichtum, Klarheit und Wahrheit erkennen, Entscheidung treffen, im Hier und Jetzt leben, Lebensweg finden, Neubeginn, Transformation von negativen Situationen, mentale Stärke, Blockaden lösen, Gefühle zulassen, Lebensthemen erkennen, negative Gedanken vermeiden, Veränderung zulassen, Verantwortung für sein Leben übernehmen, Homosexualität akzeptieren, Mann sein

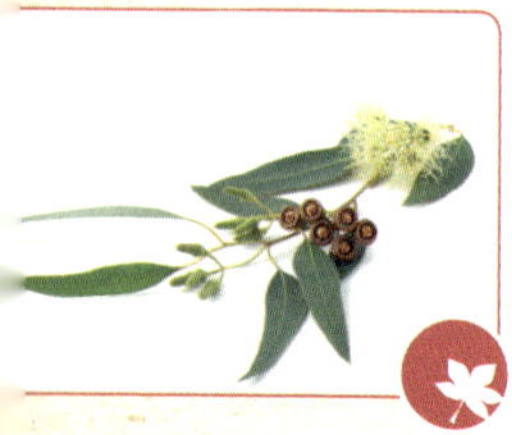

Eukalyptus: Eucalyptus globulus
Verwendung zum Räuchern: Blätter
Anwendungsgebiete: Klarheit und Wahrheit erkennen, Entscheidung treffen, im Hier und Jetzt leben, Lebensweg finden, Neubeginn, Transformation von negativen Situationen, Veränderung zulassen, Verantwortung für sein Leben übernehmen

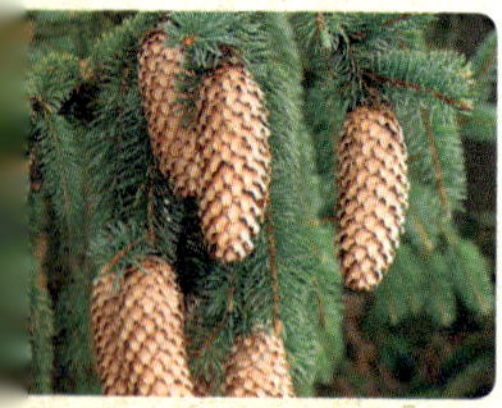

Fichte: Picea abies
Verwendung zum Räuchern: Harz
Anwendungsgebiete: Homosexualität akzeptieren, Mann sein, mentale Stärke, Blockaden lösen, Gefühle zulassen, Lebensthemen erkennen, negative Gedanken vermeiden, Mobbing, Ausnutzung, Belastung, Erschöpfung, Perfektion, Überforderung, stark und verwurzelt sein, Erdung, Epilepsie, posttraumatische Belastungsstörung, Zwangsstörungen

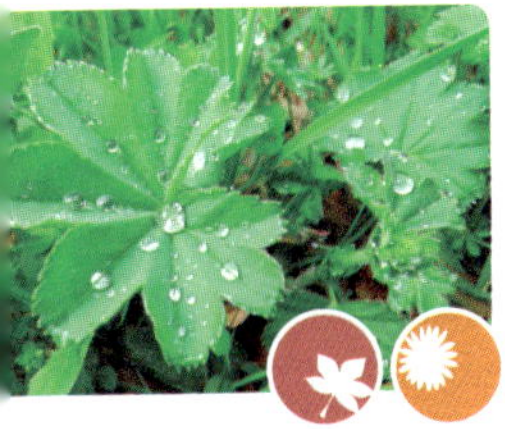

Frauenmantel: Alchemilla vulgaris
Verwendung zum Räuchern: Blüte, Kraut
Anwendungsgebiete: Frau sein, Helfersyndrom, Homosexualität akzeptieren, Kinderlosigkeit, Epilepsie, Bulimie, Anorexie

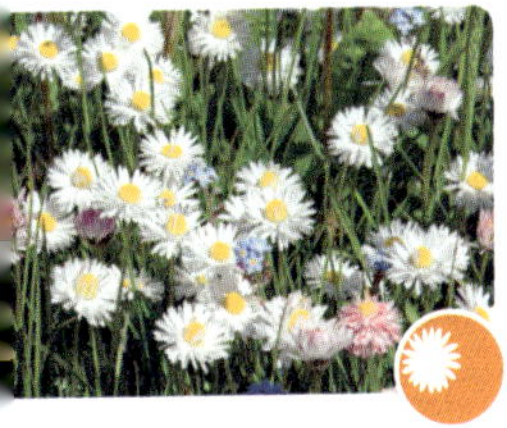

Gänseblümchen: Bellis perennis
Verwendung zum Räuchern: Blüten
Anwendungsgebiete: ADHS

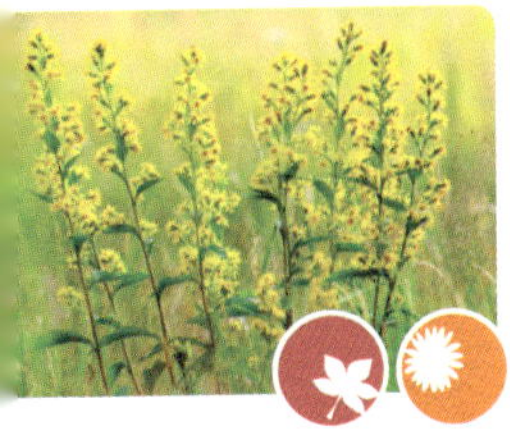

Goldrute: Solidago virgaurea
Verwendung zum Räuchern: Kraut, Blüten
Anwendungsgebiete: Homosexualität akzeptieren, Mann sein

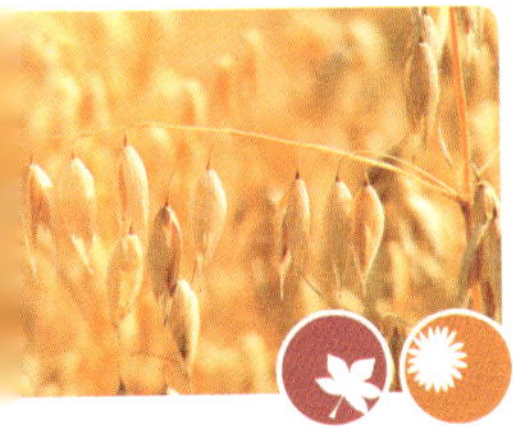

Hafer: Avena sativa
Verwendung zum Räuchern: Blüte, Stroh
Anwendungsgebiete: Mobbing, Ausnutzung, Belastung, Erschöpfung, Perfektion, Überforderung, ADHS, Süchte

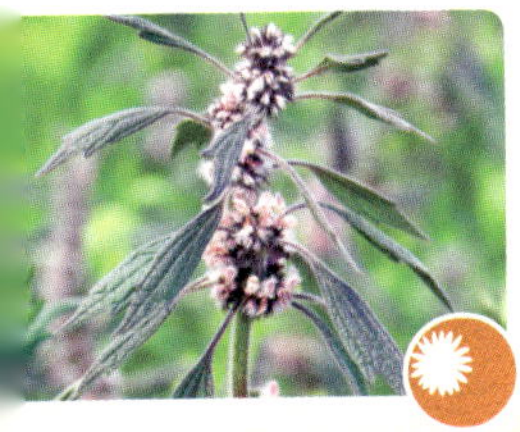

Herzgespann: Leonurus cardiaca
Verwendung zum Räuchern: Blüten
Anwendungsgebiete: ADHS

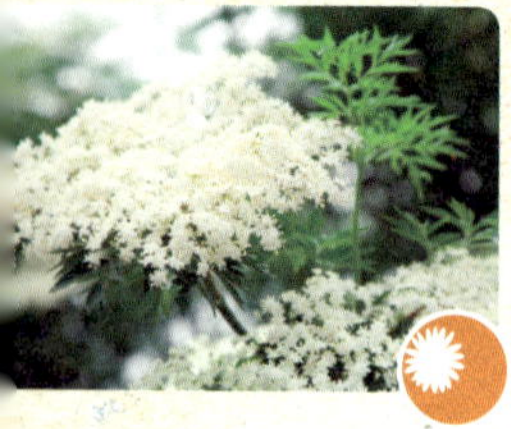

Holunder: Sambucus nigra
Verwendung zum Räuchern: Blüten
Anwendungsgebiete: Intuition wecken, Bauchgefühl, Chancen erkennen, Ehrlichkeit, Signale hören, Urvertrauen, Loslassen, Homosexualität akzeptieren, Mann sein, Schutz, Abgrenzung, Energievampire abwehren, Segen, Sicherheit, stark und verwurzelt sein, Erdung, Wege und Werte erkennen, Beurteilen, Bewerten, Kraft der Natur nutzen, in der Materie verhaftet sein, Verbindung Körper/Seele, Wertschätzung, Bulimie, Anorexie, Borderline, Paranoia, Zwangsstörungen

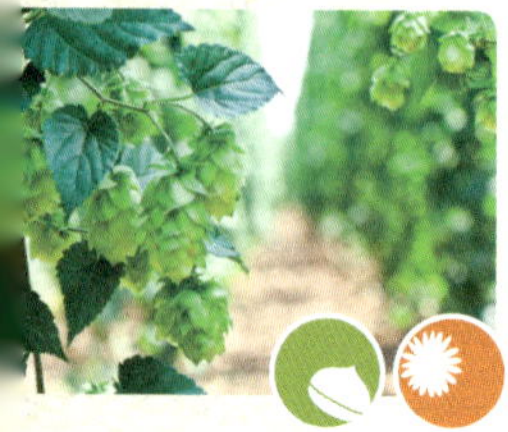

Hopfen: Humulus lupulus
Verwendung zum Räuchern: Blüte, Zapfen
Anwendungsgebiete: Aggressivität, Fanatismus, Jähzorn, Tobsucht, Wut, Zorn, Albträume, Ängste aller Art, Furcht, Hysterie, Lampenfieber, Panikattacken, Phobien, Schock, Trauma, Zwang, Stress bewältigen, Angespanntheit, Nervosität, Schuldgefühle, seelische Verletzungen, Trennung, Autismus, Borderline, Paranoia, Süchte, Zwangsstörungen

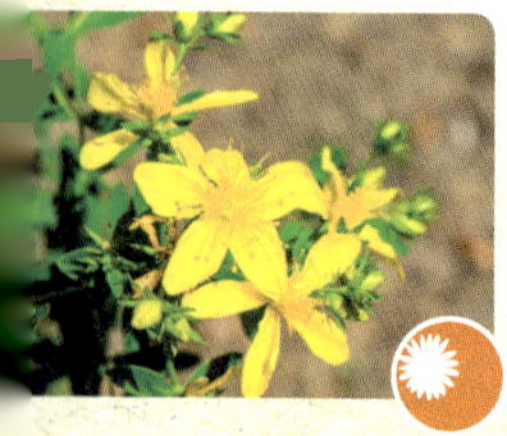

Johanniskraut: Hypericum perforatum
Verwendung zum Räuchern: Knospen, Blüten
Anwendungsgebiete: Albträume, Ängste aller Art, Furcht, Hysterie, Lampenfieber, Panikattacken, Phobien, Schock, Trauma, Zwang, Intuition wecken, Bauchgefühl, Chancen erkennen, Ehrlichkeit, Signale hören, Urvertrauen, Bettnässen, Hyperaktivität, Kind sein, Stress bewältigen, Angespanntheit, Nervosität, Schuldgefühle, seeli-

sche Verletzungen, Trennung, Wege und Werte erkennen, Beurteilen, Bewerten, Kraft der Natur nutzen, in der Materie verhaftet sein, Verbindung Körper/Seele, Wertschätzung, Depressionen, Manie, Autismus, posttraumatische Belastungsstörungen
Achtung: Johanniskraut sollte nicht verwendet werden, wenn die Pille eingenommen wird, bei Epilepsie und bei Einnahme von Medikamenten, die Makrolide enthalten.

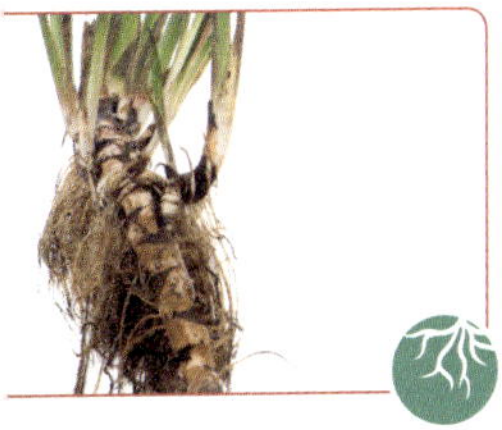

Kalmus: Acorus calamus
Verwendung zum Räuchern: Wurzel
Anwendungsgebiete: Glück, Erfolg, Leichtigkeit, Vergebung, Wunscherfüllung, Loslassen, Süchte

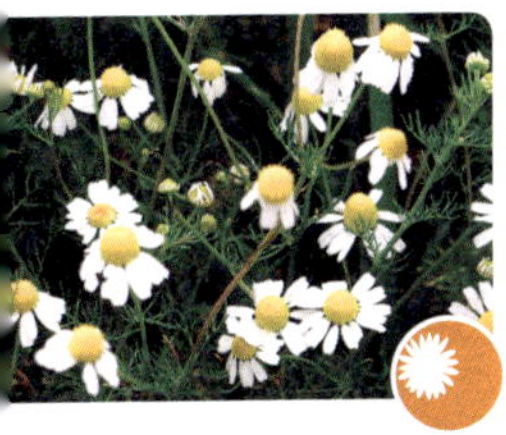

Kamille: Matricaria chamomilla
Verwendung zum Räuchern: Blüte
Anwendungsgebiete: Stress bewältigen, Angespanntheit, Nervosität, Schuldgefühle, seelische Verletzungen, Trennung

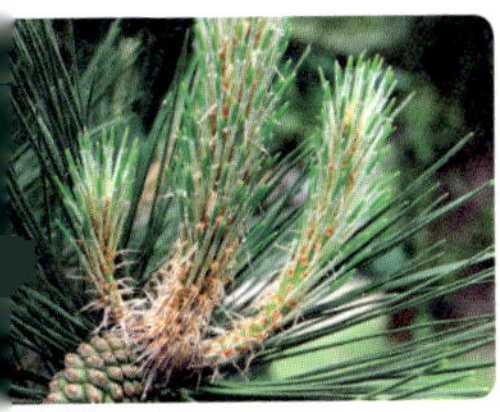

Kiefer: Pinus silvestris
Verwendung zum Räuchern: Harz
Anwendungsgebiete: Glück, Erfolg, Leichtigkeit, Vergebung, Wunscherfüllung, Harmonie, Ausgeglichenheit, Entspannung, Geborgenheit, innere Balance, Lebensfreude, Klarheit und Wahrheit erkennen, Entscheidung treffen, im Hier und Jetzt leben, Lebensweg finden, Neube-

ginn, Transformation von negativen Situationen, Veränderung zulassen, Verantwortung für sein Leben übernehmen, mentale Stärke, Blockaden lösen, Gefühle zulassen, Lebensthemen erkennen, negative Gedanken vermeiden, Selbstvertrauen, Minderwertigkeitskomplex, Selbstachtung, Selbstbewusstsein, Selbstmitleid, Selbstwert, Selbstannahme, stark und verwurzelt sein, Erdung, Autismus, Borderline, Paranoia

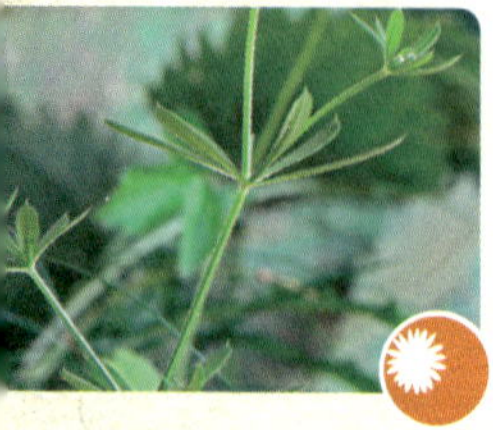

Labkraut: Galium aparine
Verwendung zum Räuchern: Blüten
Anwendungsgebiete: Epilepsie

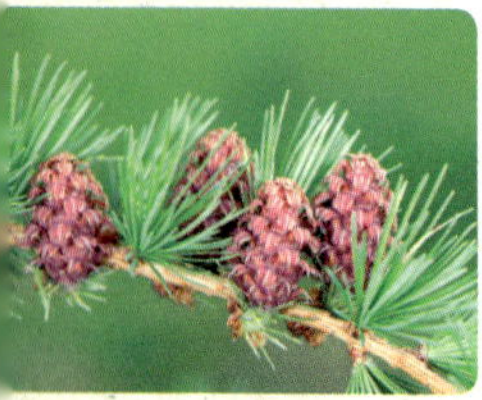

Lärche: Larix decidua Mill. var. decidua
Verwendung zum Räuchern: Harz
Anwendungsgebiete: Wege und Werte erkennen, Beurteilen, Bewerten, Kraft der Natur nutzen, in der Materie verhaftet sein, Verbindung Körper/Seele, Wertschätzung

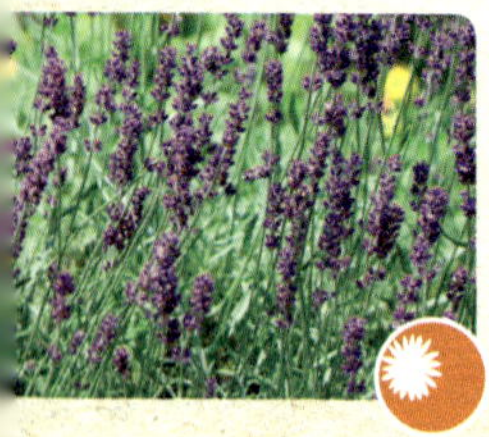

Lavendel: Lavandula officinalis
Verwendung zum Räuchern: Blüten
Anwendungsgebiete: Albträume, Ängste aller Art, Furcht, Hysterie, Lampenfieber, Panikattacken, Phobien, Schock, Trauma, Zwang, Harmonie, Ausgeglichenheit, Entspannung, Geborgenheit, innere Balance, Lebensfreude, innerer Frieden, Dankbarkeit, Demut, Stabilität, Unruhe, Zufriedenheit, Bettnässen, Hyperaktivität, Kind

sein, Liebe zulassen, Anerkennung, Herzensbildung, Selbstliebe, Stress bewältigen, Angespanntheit, Nervosität, Schuldgefühle, seelische Verletzungen, Trennung, Autismus, Bulimie, Anorexie

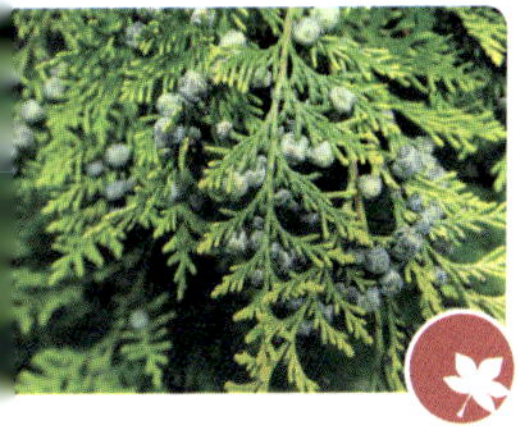

Lebensbaum: Thuja
Verwendung zum Räuchern: Blätter, Kraut
Anwendungsgebiete: Klarheit und Wahrheit erkennen, Entscheidung treffen, im Hier und Jetzt leben, Lebensweg finden, Neubeginn, Transformation von negativen Situationen, Veränderung zulassen, Verantwortung für sein Leben übernehmen, stark und verwurzelt sein, Erdung

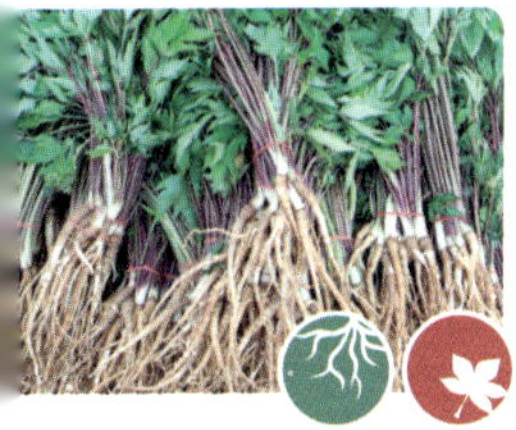

Liebstöckel: Levisticum officinale
Verwendung zum Räuchern: Wurzel, Blätter
Anwendungsgebiete: Homosexualität akzeptieren, Mann sein

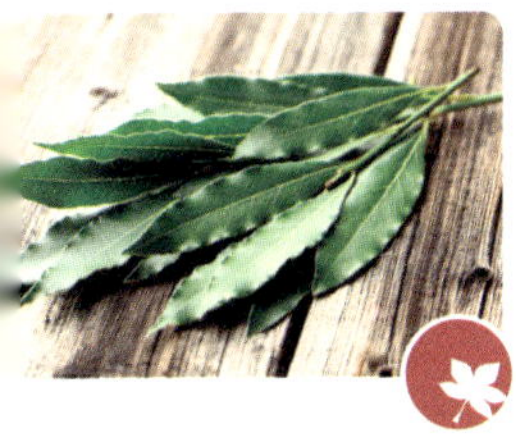

Lorbeer: Laurus nobilis
Verwendung zum Räuchern: Blätter
Anwendungsgebiete: innerer Frieden, Dankbarkeit, Demut, Stabilität, Unruhe, Zufriedenheit, Intuition wecken, Bauchgefühl, Chancen erkennen, Ehrlichkeit, Signale hören, Urvertrauen, Schutz, Abgrenzung, Energievampire abwehren, Segen, Sicherheit

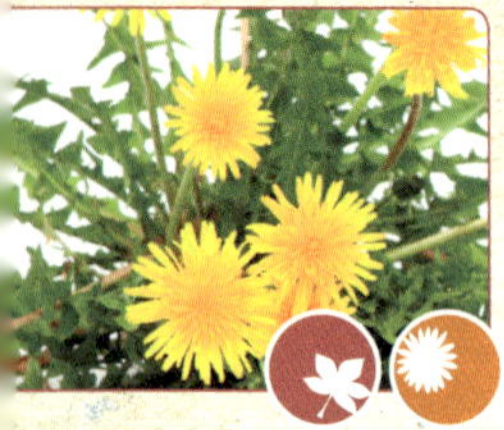

Löwenzahn (heimischer Ginseng): Taraxacum officinalis
Verwendung zum Räuchern: Blüten, Blätter
Anwendungsgebiete: Mobbing, Ausnutzung, Belastung, Erschöpfung, Perfektion, Überforderung

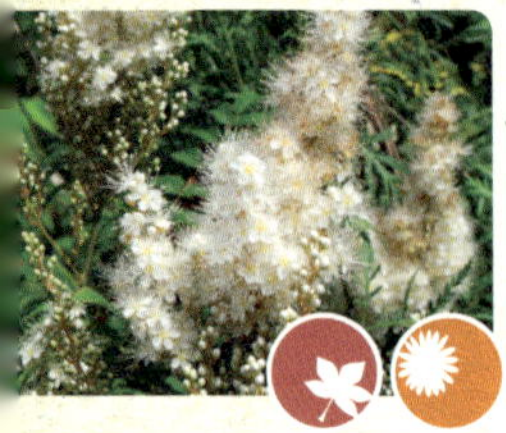

Mädesüß (natürliches Aspirin): Filipendula ulmaria
Verwendung zum Räuchern: Blüten, Blätter
Anwendungsgebiete: Albträume, Ängste aller Art, Furcht, Hysterie, Lampenfieber, Panikattacken, Phobien, Schock, Trauma, Zwang, Glück, Erfolg, Leichtigkeit, Vergebung, Wunscherfüllung, Harmonie, Ausgeglichenheit, Entspannung, Geborgenheit, innere Balance, Lebensfreude, innerer Frieden, Dankbarkeit, Demut, Stabilität, Unruhe, Zufriedenheit, Liebe zulassen, Anerkennung, Herzensbildung, Selbstliebe, Zwangsstörungen

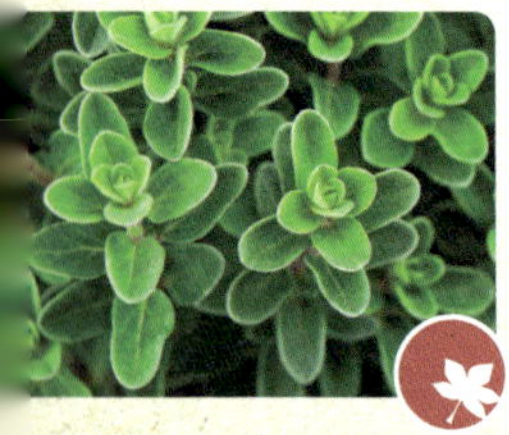

Majoran: Origanum majorana
Verwendung zum Räuchern: Kraut
Anwendungsgebiete: Aggressivität, Fanatismus, Jähzorn, Tobsucht, Wut, Zorn

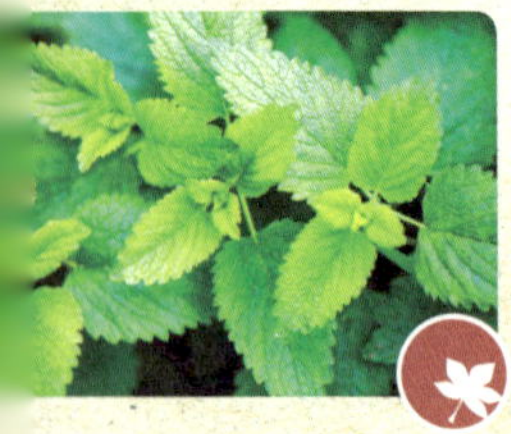

Melisse: Melissa officinalis
Verwendung zum Räuchern: Blätter
Anwendungsgebiete: Harmonie, Ausgeglichenheit, Entspannung, Geborgenheit, innere Balance, Lebensfreude, innere Fülle, Freude, Gemüt, innerer Reichtum, Mobbing, Ausnutzung, Belas-

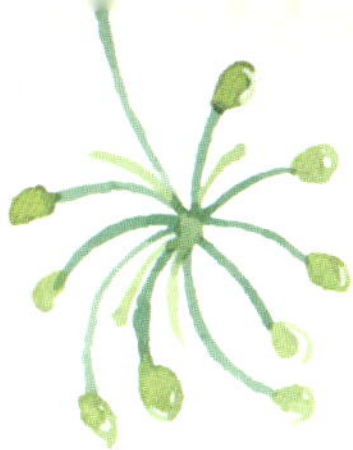

tung, Erschöpfung, Perfektion, Überforderung, Selbstvertrauen, Minderwertigkeitskomplex, Selbstachtung, Selbstbewusstsein, Selbstmitleid, Selbstwert, Selbstannahme, Stress bewältigen, Angespanntheit, Nervosität, Schuldgefühle, seelische Verletzungen, Trennung, ADHS, Depressionen, Manie, Autismus, Zwangsstörungen

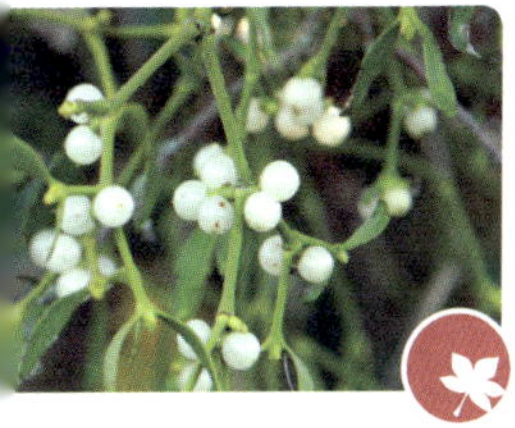

Mistel: Viscum album
Verwendung zum Räuchern: Blätter
Anwendungsgebiete: Epilepsie

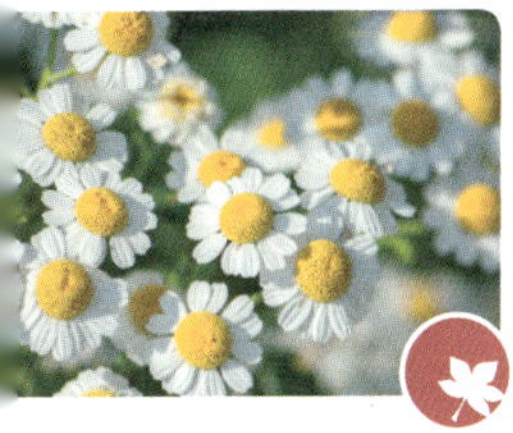

Mutterkraut: Tanacetum parthenium
Verwendung zum Räuchern: Blätter
Anwendungsgebiete: Depressionen, Manie

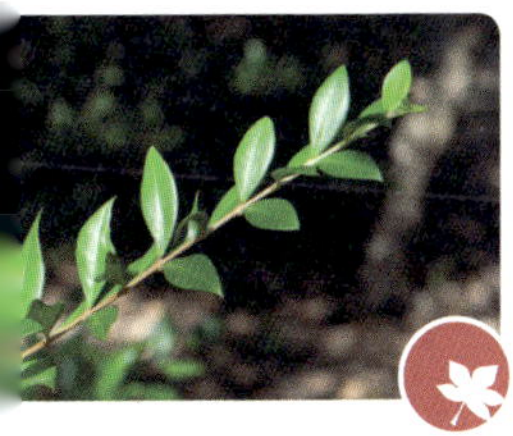

Myrte: Myrtus communis
Verwendung zum Räuchern: Blätter
Anwendungsgebiete: Intuition wecken, Bauchgefühl, Chancen erkennen, Ehrlichkeit, Signale hören, Urvertrauen, Bettnässen, Hyperaktivität, Kind sein, Liebe zulassen, Anerkennung, Herzensbildung, Selbstliebe

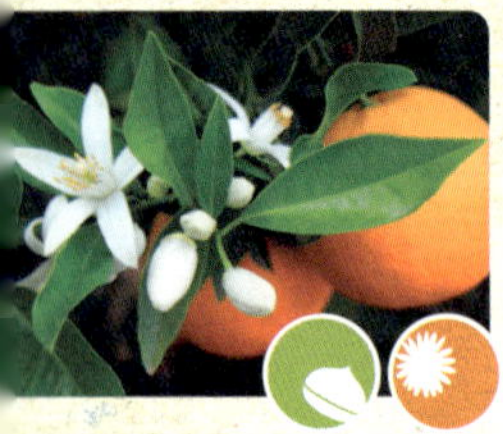

Orange: Citrus sinensis L.
Verwendung zum Räuchern: Blüten, Schale
Anwendungsgebiete: innere Fülle, Freude, Gemüt, innerer Reichtum, Mobbing, Ausnutzung, Belastung, Erschöpfung, Perfektion, Überforderung, Burn-out

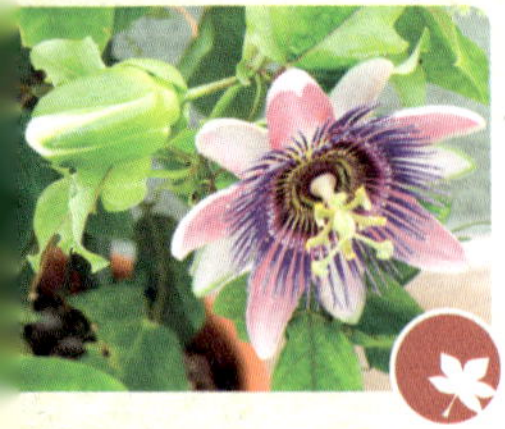

Passionsblume: Passiflora incarnata
Verwendung zum Räuchern: Kraut
Anwendungsgebiete: Aggressivität, Fanatismus, Jähzorn, Tobsucht, Wut, Zorn, Mobbing, Ausnutzung, Belastung, Erschöpfung, Perfektion, Überforderung, Stress bewältigen, Angespanntheit, Nervosität, Schuldgefühle, seelische Verletzungen, Trennung, Burn-out, posttraumatische Belastungsstörung, Schizophrenie

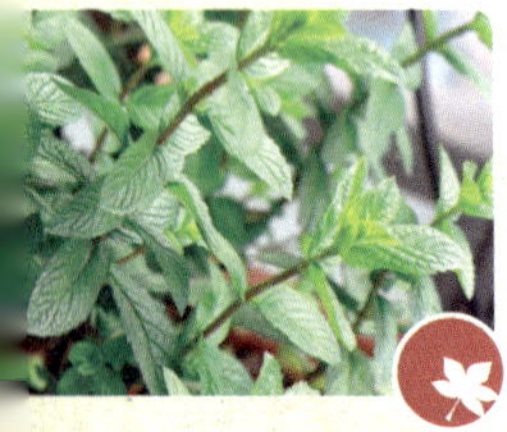

Pfefferminze: Mentha piperita
Verwendung zum Räuchern: Blätter
Anwendungsgebiete: Süchte, Borderline, Paranoia, posttraumatische Belastungsstörung

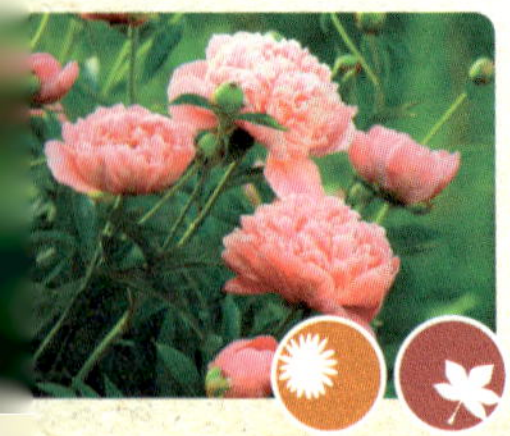

Pfingstrose: Paeonia officinalis
Verwendung zum Räuchern: Blätter, Blüten
Anwendungsgebiete: Alzheimer, Demenz, Parkinson, Psychose

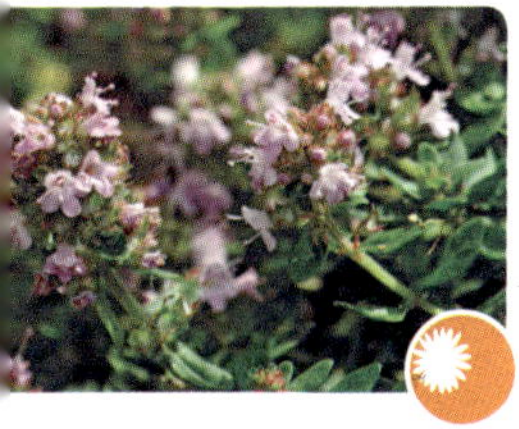

Quendel: Thymus pulegioides
Verwendung zum Räuchern: Blüte
Anwendungsgebiete: Albträume, Ängste aller Art, Furcht, Hysterie, Lampenfieber, Panikattacken, Phobien, Schock, Trauma, Zwang, stark und verwurzelt sein, Erdung, Bulimie, Anorexie

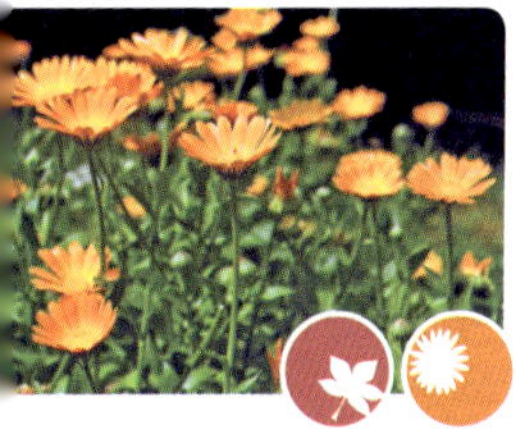

Ringelblume: Calendula officinalis
Verwendung zum Räuchern: Blüten, Blätter
Anwendungsgebiete: Depressionen, Manie

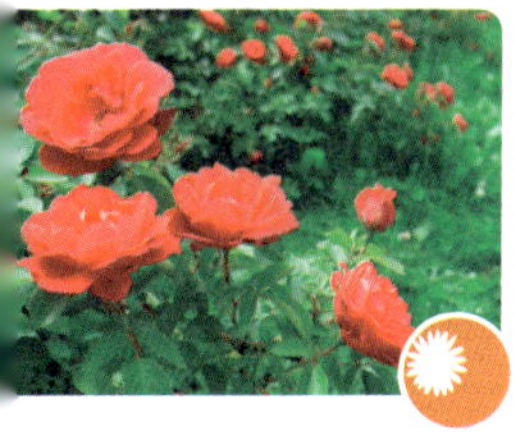

Rose: Rosa centifolia
Verwendung zum Räuchern: Blüten
Anwendungsgebiete: Albträume, Ängste aller Art, Furcht, Hysterie, Lampenfieber, Panikattacken, Phobien, Schock, Trauma, Zwang, Frau sein, Helfersyndrom, Homosexualität akzeptieren, Kinderlosigkeit, Harmonie, Ausgeglichenheit, Entspannung, Geborgenheit, innere Balance, Lebensfreude, innerer Frieden, Dankbarkeit, Demut, Stabilität, Unruhe, Zufriedenheit, Bettnässen, Hyperaktivität, Kind sein, Liebe zulassen, Anerkennung, Herzensbildung, Selbstliebe, Loslassen, Wege und Werte erkennen, Beurteilen, Bewerten, Kraft der Natur nutzen, in der Materie verhaftet sein, Verbindung Körper/Seele, Wertschätzung, ADHS, Depressionen, Manie, Bulimie, Anorexie, Süchte

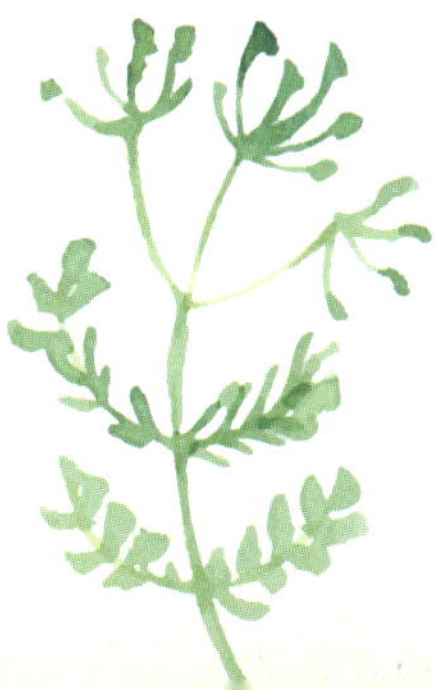

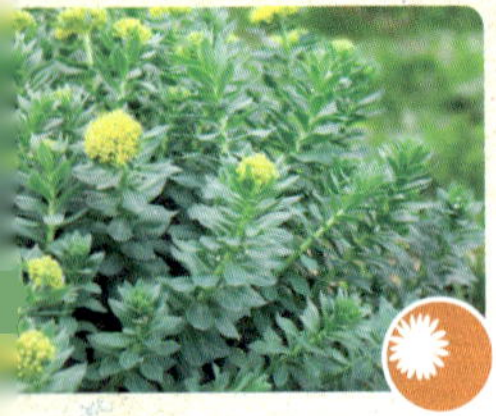

Rosenwurz: Rhodiola rosea
Verwendung zum Räuchern: Blüten
Anwendungsgebiete: Stress bewältigen, Angespanntheit, Nervosität, Schuldgefühle, seelische Verletzungen, Trennung, Alzheimer, Demenz, Parkinson, Psychose

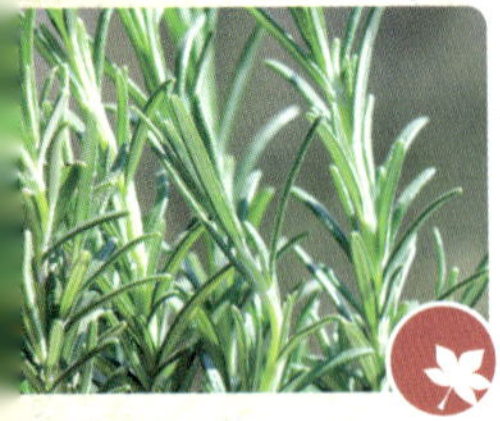

Rosmarin: Rosmarinus officinalis
Verwendung zum Räuchern: Blätter
Anwendungsgebiete: Harmonie, Ausgeglichenheit, Entspannung, Geborgenheit, innere Balance, Lebensfreude, mentale Stärke, Blockaden lösen, Gefühle zulassen, Lebensthemen erkennen, negative Gedanken vermeiden, Selbstvertrauen, Minderwertigkeitskomplex, Selbstachtung, Selbstbewusstsein, Selbstmitleid, Selbstwert, Selbstannahme, Burn-out, Alzheimer, Demenz, Parkinson, Psychose, posttraumatische Belastungsstörung

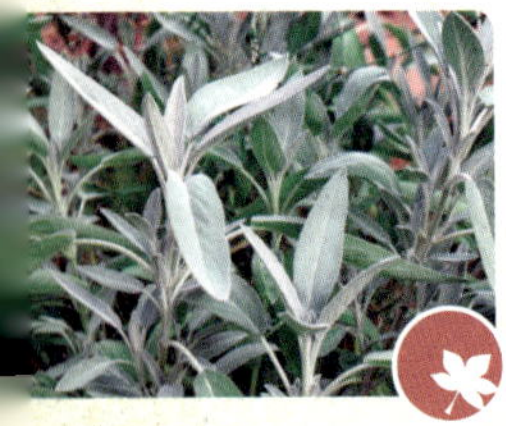

Salbei: Salvia officinalis
Verwendung zum Räuchern: Blätter
Anwendungsgebiete: Albträume, Ängste aller Art, Furcht, Hysterie, Lampenfieber, Panikattacken, Phobien, Schock, Trauma, Zwang, Frau sein, Helfersyndrom, Homosexualität akzeptieren, Kinderlosigkeit, , innerer Frieden, Dankbarkeit, Demut, Stabilität, Unruhe, Zufriedenheit, Klarheit und Wahrheit erkennen, Entscheidung treffen, im Hier und Jetzt leben, Lebensweg finden, Neubeginn, Transformation von negativen Situationen, Veränderung zulassen, Verantwortung für sein Leben übernehmen, Ängste, Alb-

träume, Hysterie, Lampenfieber, Panikattacken, Phobien, Schock, Trauma, Alzheimer, Demenz, Parkinson, Psychose, Schizophrenie, Süchte

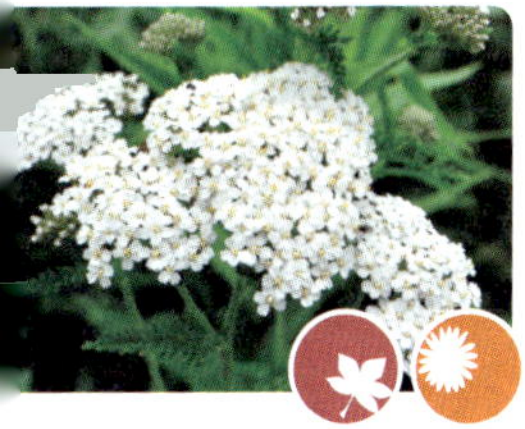

Schafgarbe: Achillea millefolium
Verwendung zum Räuchern: Blüten, Kraut
Anwendungsgebiete: Aggressivität, Fanatismus, Jähzorn, Tobsucht, Wut, Zorn, Frau sein, Mann sein, Helfersyndrom, Homosexualität, Kinderlosigkeit Harmonie, Ausgeglichenheit, Entspannung, Geborgenheit, innere Balance, Lebensfreude

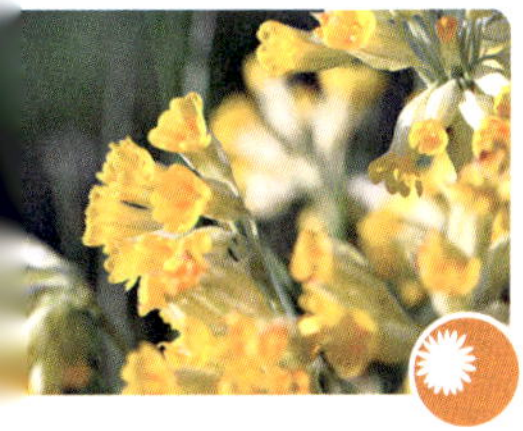

Schlüsselblume: Primula officinalis
Verwendung zum Räuchern: Blüten
Anwendungsgebiete: innere Fülle, Freude, Gemüt, innerer Reichtum

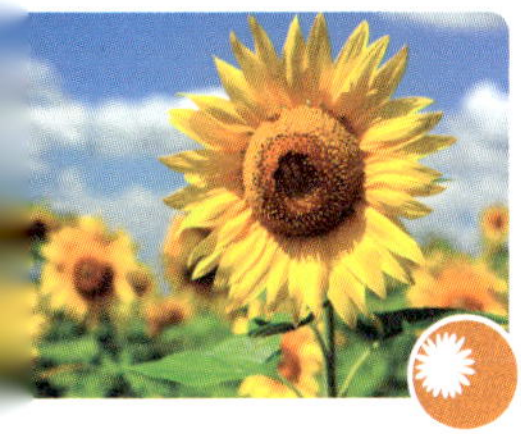

Sonnenblume: Helianthus annuus
Verwendung zum Räuchern: Blüten
Anwendungsgebiete: Frau sein, Helfersyndrom, Homosexualität akzeptieren, Kinderlosigkeit, Liebe zulassen, Anerkennung, Herzensbildung, Selbstliebe, Loslassen, Mobbing, Ausnutzung, Belastung, Erschöpfung, Perfektion, Überforderung, Schutz, Abgrenzung, Energievampire abwehren, Segen, Sicherheit, Selbstvertrauen, Minderwertigkeitskomplex, Selbstachtung, Selbstbewusstsein, Selbstmitleid, Selbstwert, Selbstannahme, Wege und Werte erkennen, Beurteilen, Bewerten, Kraft der Natur nutzen, in der Materie verhaftet

sein, Verbindung Körper/Seele, Wertschätzung, Glück, Erfolg, Leichtigkeit, Vergebung, Wunscherfüllung, Borderline, Paranoia, Schizophrenie

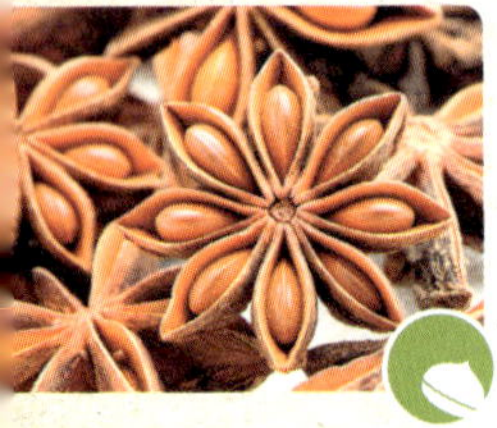

Sternanis: Illicium verum
Verwendung zum Räuchern: Früchte
Anwendungsgebiete: Loslassen, Wege und Werte erkennen, Beurteilen, Bewerten, Kraft der Natur nutzen, in der Materie verhaftet sein, Verbindung Körper/Seele, Wertschätzung

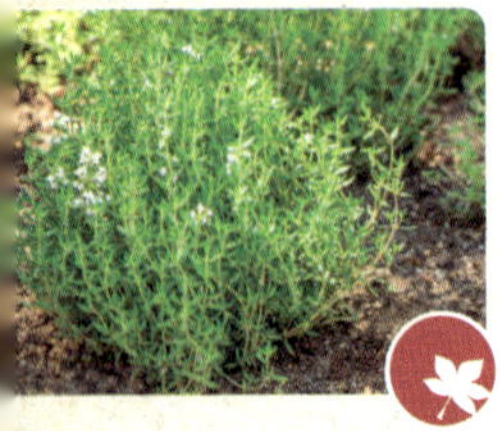

Thymian: Thymus vulgaris
Verwendung zum Räuchern: Blätter
Anwendungsgebiete: Depressionen, Manie, Autismus, Burn-out, Epilepsie, Süchte

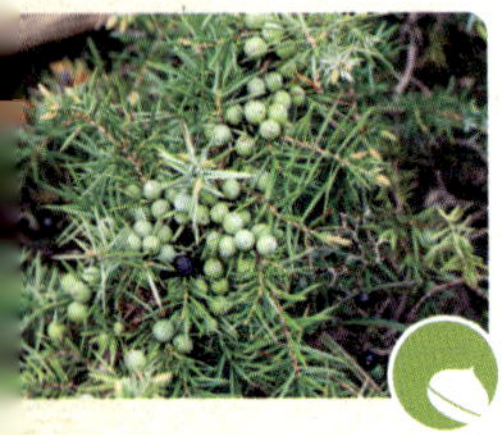

Wacholder: Juniperus communis
Verwendung zum Räuchern: Beeren, Holz
Anwendungsgebiete: Intuition wecken, Bauchgefühl, Chancen erkennen, Ehrlichkeit, Signale hören, Urvertrauen, Selbstvertrauen, Minderwertigkeitskomplex, Selbstachtung, Selbstbewusstsein, Selbstmitleid, Selbstwert, Selbstannahme, stark und verwurzelt sein, Erdung

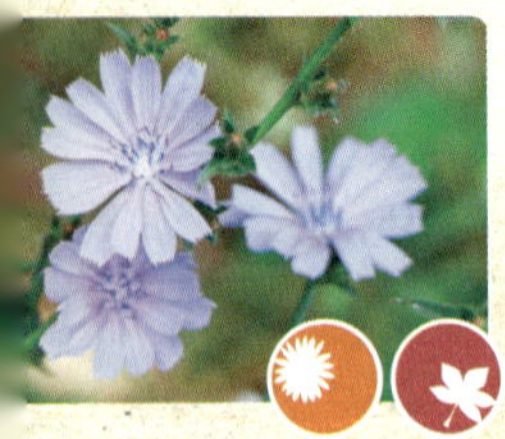

Wegwarte: Cichorium intybus
Verwendung zum Räuchern: Blüten, Blätter
Anwendungsgebiete: Depressionen, Manie, Bulimie, Anorexie

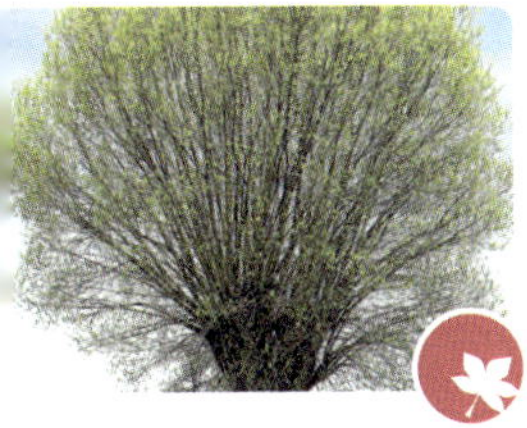

Weide (natürliches Aspirin): Salix alba
Verwendung zum Räuchern: Rinde, Blätter
Anwendungsgebiete: mentale Stärke, Blockaden lösen, Gefühle zulassen, Lebensthemen erkennen, negative Gedanken vermeiden, stark und verwurzelt sein, Erdung

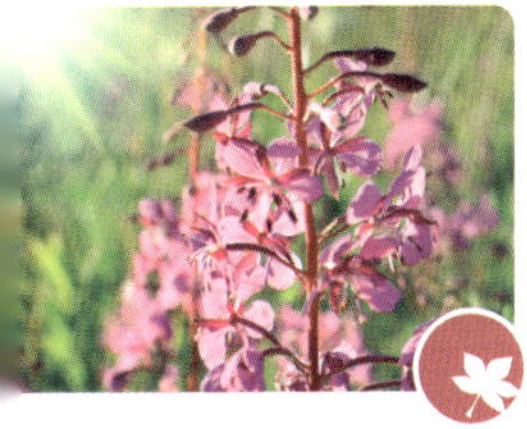

Weidenröschen (kleinblütiges): Epilobium parviflorum
Verwendung zum Räuchern: Kraut
Anwendungsgebiete: Homosexualität akzeptieren, Mann sein

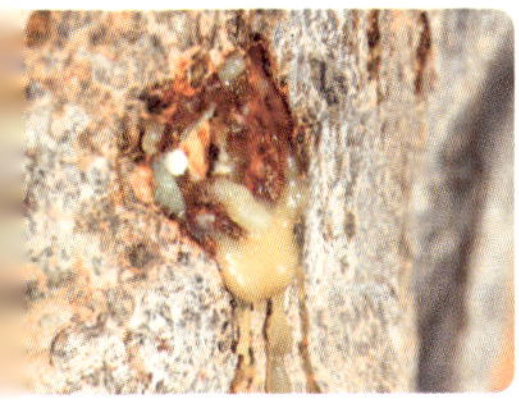

Weihrauch: Boswellia sacra
Verwendung zum Räuchern: Harz
Anwendungsgebiete: Glück, Erfolg, Leichtigkeit, Vergebung, Wunscherfüllung, Harmonie, Ausgeglichenheit, Entspannung, Geborgenheit, innere Balance, Lebensfreude, innere Fülle, Freude, Gemüt, innerer Reichtum, Liebe zulassen, Anerkennung, Herzensbildung, Selbstliebe, Loslassen, Schutz, Abgrenzung, Energievampire abwehren, Segen, Sicherheit

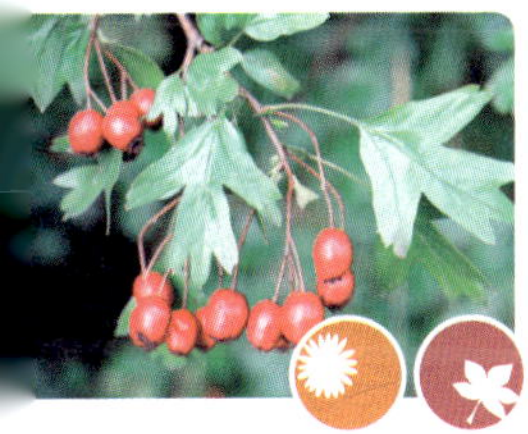

Weißdorn: Crataegus monogyna
Verwendung zum Räuchern: Knospen, Blätter
Anwendungsgebiete: Depressionen, Manie, Bulimie, Anorexie, Borderline, Paranoia, posttraumatische Belastungsstörung

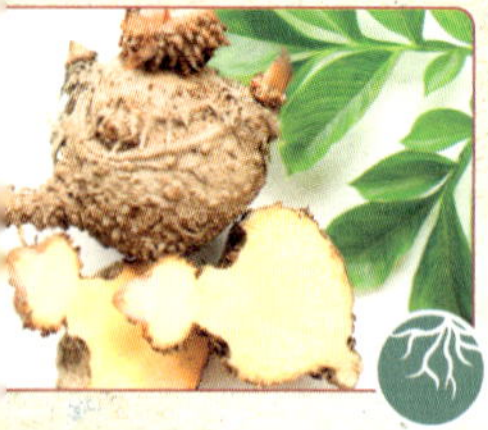

Yamswurzel: Dioscorea villosa
Verwendung zum Räuchern: Wurzel
Anwendungsgebiete: Frau sein, Helfersyndrom, Homosexualität akzeptieren, Kinderlosigkeit

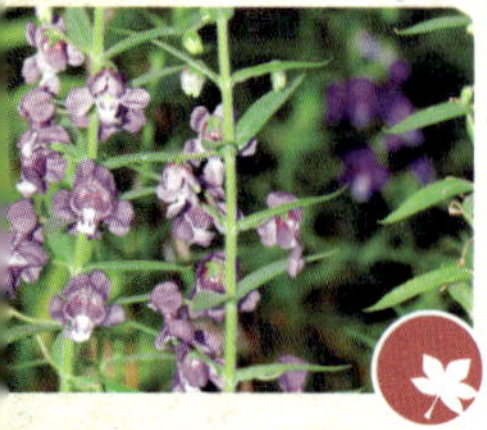

Ysop: Hyssopus officinalis
Verwendung zum Räuchern: Kraut
Anwendungsgebiete: innerer Frieden, Dankbarkeit, Demut, Stabilität, Unruhe, Zufriedenheit, Burn-out

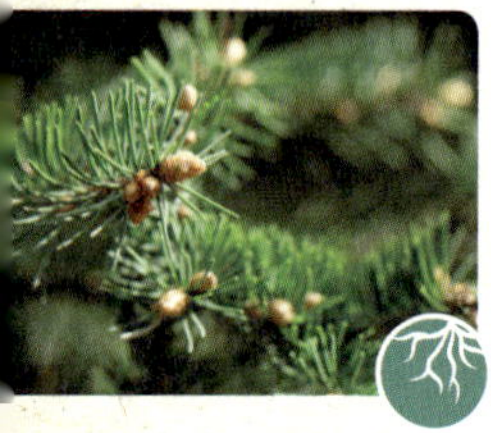

Zeder: Cedrus
Verwendung zum Räuchern: Holz
Anwendungsgebiete: innere Fülle, Freude, Gemüt, innerer Reichtum Bettnässen, Hyperaktivität, Kind sein, mentale Stärke, Blockaden lösen, Gefühle zulassen, Lebensthemen erkennen, negative Gedanken vermeiden, stark und verwurzelt sein, Erdung, Wege und Werte erkennen, Beurteilen, Bewerten, Kraft der Natur nutzen, in der Materie verhaftet sein, Verbindung Körper/Seele, Wertschätzung

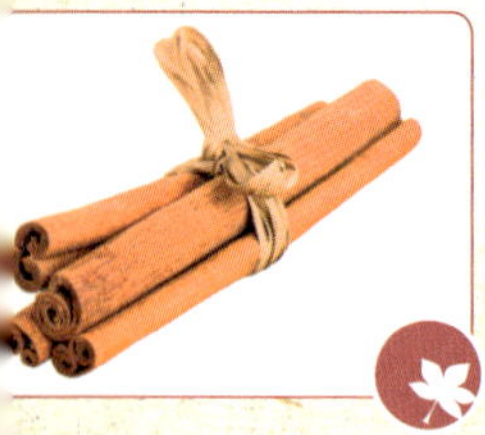

Zimt: Cinnasmomum zeylanicum
Verwendung zum Räuchern: Rinde
Anwendungsgebiete: Glück, Erfolg, Leichtigkeit, Vergebung, Wunscherfüllung, Bettnässen, Hyperaktivität, Kind sein, Loslassen, Süchte

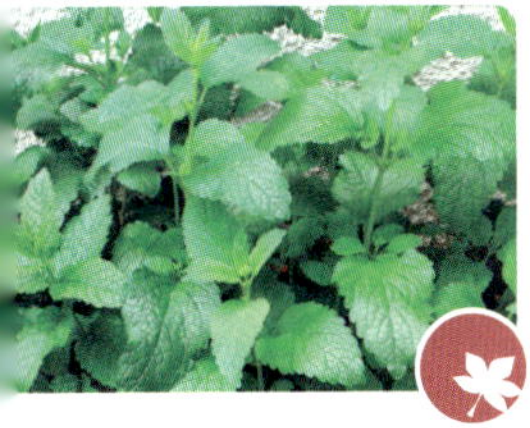

Zitronenmelisse: Melissa officinalis L.
Verwendung zum Räuchern: Blätter, Kraut
Anwendungsgebiete: Liebe zulassen, Anerkennung, Herzensbildung, Selbstliebe, Depressionen, Manie, Alzheimer, Demenz, Parkinson, Psychose, Borderline, Paranoia

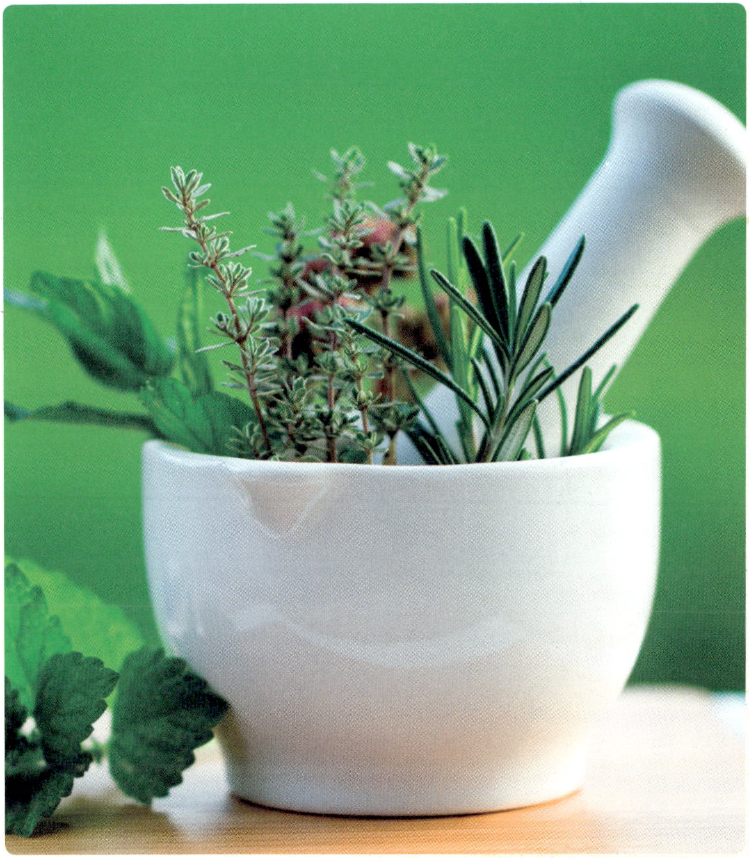

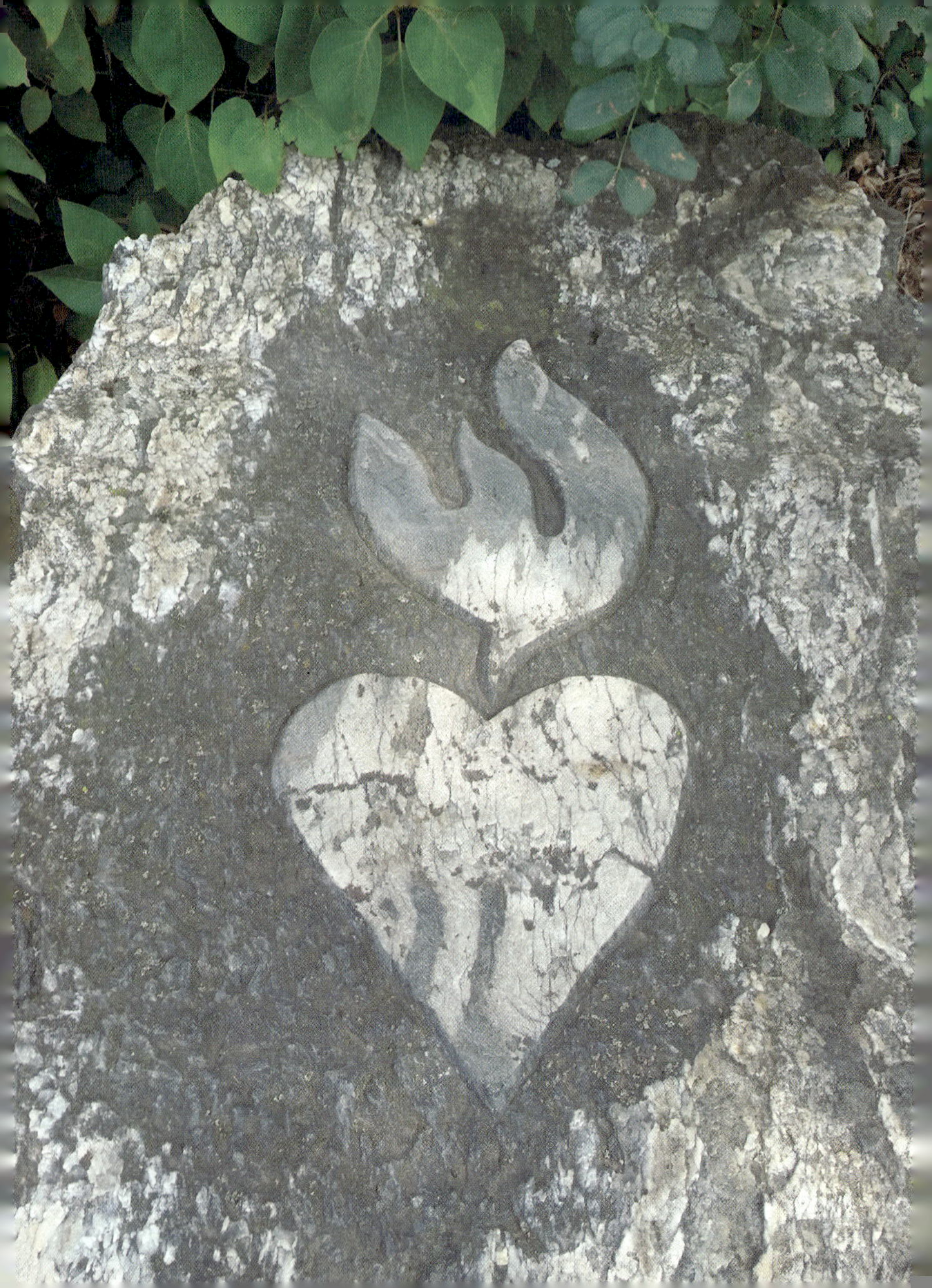

Nachwort

Es gibt viele Möglichkeiten, Seelenleid zu lindern. Doch ist es sicherlich gut, der ältesten Methode zu vertrauen – und die ist das Räuchern. Nehmen Sie sich die Zeit, und beobachten Sie, wie der Rauch aufsteigt und welche Figuren dabei entstehen. Das beruhigt ungemein. Ich könnte stundenlang dem Rauch zusehen, weil es mich fasziniert, was für Formen daraus entstehen. Das weckt auch wunderbar die Fantasie.

Ich habe noch ganz viel altes Wissen in meinem Kopf und möchte es natürlich in Form von Büchern an die Menschen weitergeben. Es werden sicherlich noch einige folgen. Mittlerweile habe ich auch viele Räucherthemen, die es zu Zeiten meiner Großmutter noch nicht gab, adaptiert.

Bedanken möchte ich mich beim Team vom Schirner Verlag für die wunderbare Zusammenarbeit. Bastian für seine Einfühlsamkeit, was den Text betrifft. Den Grafikerinnen für die wunderbare Gestaltung. Nicht zuletzt aber Murat und Heidi für das wundervolle Cover. Es sind genau meine Farben, und das freut mich ganz besonders.

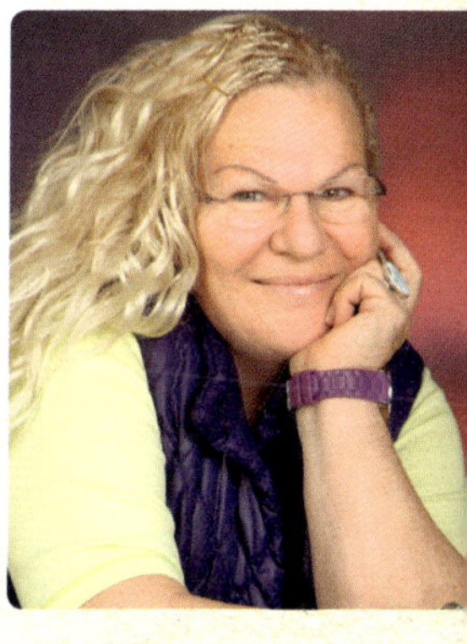

Ich wünsche Ihnen, dass dieser Ratgeber Ihr ständiger Begleiter und ein Anker in seelischen Krisenzeiten wird. Handeln müssen Sie selbst, aber mit dieser Hilfe ist das leichter. »Nach jedem Regen kommt der Sonnenschein.« Das gilt auch für unser Seelenleben.

Ein harmonisches Leben in Frieden und Dankbarkeit wünscht Ihnen

Annemarie Herzog

Kontakt

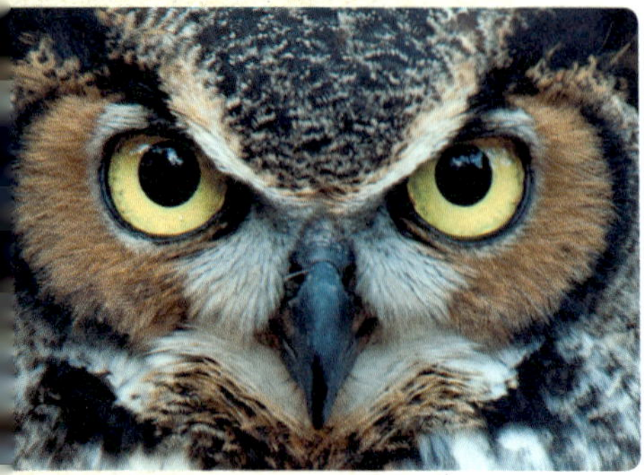

Homepage: www.malusa.at
Email:
annemarie.herzog@chello.at
achanta@malusa.at

Mein Angebot

Reinigung von Wohnräumen

Herstellung von Räucherwerk in meiner Manufaktur

- für den energetischen Hausputz
- für seelische und psychische Beschwerden
- für körperliche Beschwerden
- auf Wunsch auch Zusammenstellung eines persönlichen Räucherwerkes

Sie können mich buchen

- für Vorträge, Workshops und Seminare zu meinen Räucherthemen
- für Seminare zum Thema Mentaltraining

Gutscheine, wenn Sie jemandem ein besonderes Geschenk machen wollen

Über die Autorin

Annemarie Herzog unterstützt mit ihrem Räucherwissen Menschen bei energetischen Hausreinigungen und bei Beschwerden an Körper, Seele und Psyche. Zudem bietet sie Räucherwerk aus ihrer eigenen Manufaktur an. Sie organisiert die bekannte österreichische Gesundheitsmesse »gesund & glücklich« und schreibt für das gleichnamige Magazin.

Außerdem von Annemarie Herzog im Schirner Verlag erschienen:

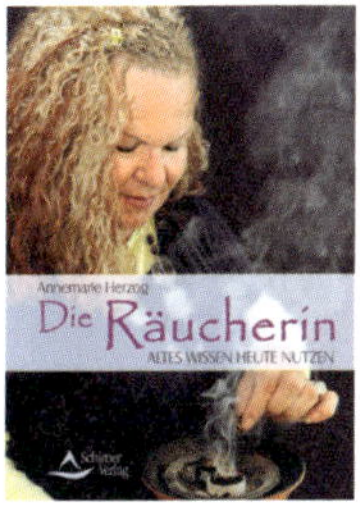

Die Räucherin
Altes Wissen heute nutzen
152 Seiten
ISBN 978-3-8434-1050-2

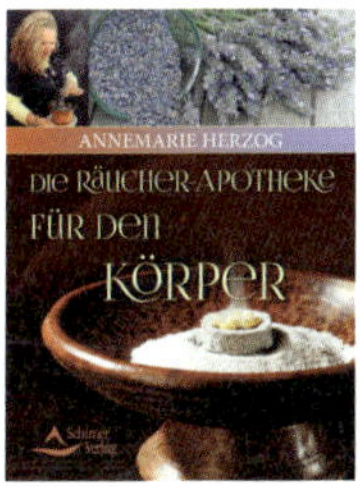

Die Räucher-Apotheke für den Körper
136 Seiten
ISBN 978-3-8434-1164-6

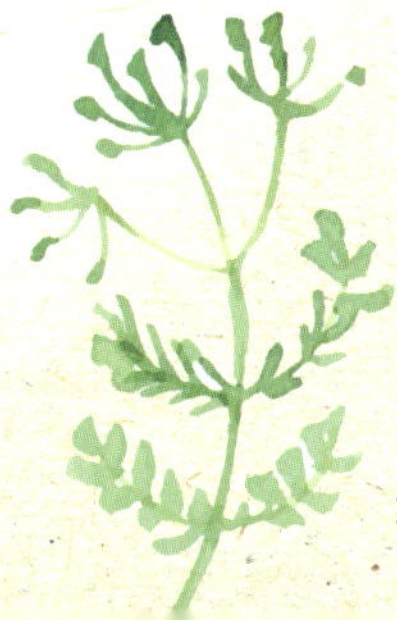

Bildnachweis

Bilder von der Bilddatenbank www.shutterstock.com:
Layoutelemente: Hintergrund #105420536 ©secondcorner; Blätter #265832741 © Irina Vaneeva
S. 6: #221136313 © lola1960; S. 10: #152877845 © ConstantinosZ; S. 12: #125952839 © roundstripe; S. 23: #268000232 © fotoknips; S. 32: #140217205 © Diana Taliun; S. 35: #284276570 © CHEN MIN CHUN; S. 41: #165084701 © sunipix55; S. 55: #119013421 © Jiri Vaclavek; S. 63: #130696916 © Vladimir Dokovski; S. 65: #111994358 © optimarc; S. 66: #297873725 © Joanna Stankiewicz-Witek; S. 67: #162853484 © Imfoto; S. 71: #301452695 © hjochen; S. 74: #163951145 © Imfoto; S. 76: #156092477 © Paul B. Moore; S. 81: #190118294 © Hayati Kayhan; S. 85: #175707101 © Igorius; S. 88: #252295618 © Shebeko; S. 89: #120742807 © Vangert; S. 92: #20565911 © Galyna Andrushko; S. 98: #298516250 © farbled; S. 100: #176855804 © Robyn Mackenzie; S. 104: #217367860 © Sebastian Duda; S. 105: #34383763 © Sergey Toronto; S. 105: #135682127 © Irina Borsuchenko; S. 105: #97767596 © Josef Hanus; S. 106: #189172748 © Bildagentur Zoonar GmbH; S. 106: #19266154 © Patrycja Zadros; S. 106: #185764178 © noppharat; S. 106: #149986286 © Ruud Morijn Photographer; S. 107: #313598690 © Marius Rudzianskas; S. 107: #214633240 © R_ Szatkowski; S. 107: #170319104 © Peter Radacsi; S. 108: #191524394 © Bildagentur Zoonar GmbH; S. 108: #155265245 © Ketta; S. 108: #114118750 © Scisetti Alfio; S. 109: #93723715 © Grigoriy Pil; S. 109: #175432211 © Tomas Hladik; S. 109: #57727243 © maigi; S. 109: #199352042 © Dudakova Elena; S. 109: #107357090 © isak55; S. 110: #207630997 © Mariusz S. Jurgielewicz; S. 110: #223965616 © Vaclav Mach; S. 110: #55051849 © Tamara Kulikova; S. 111: #55563958 © Gabi Siebenhuehner; S. 111: #52170232 © dabjola; S. 111: #144008506 © Brzostowska; S. 112: #105114098 © Studio Barcelona; S. 112: #189763085 © Bildagentur Zoonar GmbH; S. 112: #281721089 © Heiti Paves; S. 113: #161567666 © Dionisvera; S. 113: #212091844 © Chiangmaisabaaidee; S. 113: #290566340 © Krasowit; S. 114:#192213581 © Oksana Shufrych; S. 114: #132213896 © Scisetti Alfio; S. 114: #41348338 © prizzz; S. 114: #52327630 © Sven Hastedt; S. 115: #171952757 © Israel Hervas Bengochea; S. 115: #97767596 © Josef Hanus; S. 115: #100874428 © Peter J. Kovacs; S. 115: #108534797 © Martin Fowler; S. 116: #89577073 © Birute Vijeikiene; S. 116: #58927948 © s74; S. 116: #205637914 © Lostry7; S. 116: #281773640 © Iness_la_luz; S. 117: #85027165 © Irina Afonskaya; S. 117: #33310267 © Chamille White; S. 117: #165692681 © Martin Fowler; S. 118: #139048376 © Sever180; S. 118: #152082341 © Whiteaster; S. 118: #32398591 © Drozdowski; S. 119: #70079788 © Mark Herreid; S. 119: #82523833 © Valentina_S; S. 119: #195031775 © Marta Jonina; S. 120: #105450602 © Frank Fischbach; S. 120: #187165556 © Alberto Perer; S. 120: #115482226 © leungchopan; S. 120: #211228969 © vvoe; S. 121: #156333788 © Gl0ck; S. 121: #215156971 © ArTDi101; S. 121: #158500163 © Bildagentur Zoonar GmbH; S. 121: #50096029 © Vladimir Melnik; S. 122: #172318178 © Scisetti Alfio; S. 122: #135649046 © Kwanjitr; S. 122: #97767596 © Josef Hanus; S. 122: #243265783 © GooDween123; S. 122: #155182409 © Amawasri Pakdara; S. 123: #126218918 © gorillaimages; S. 123: #150736676 © Martina Roth; S. 126: #75455761 © jadimages

Bilder der Autorin:
S. 8; S. 15; S. 17; S. 18; S. 19; S. 20 alle; S. 25; S. 26; S. 27; S. 28; S. 30; S. 37; S. 40; S. 43; S. 44; S.47; S.48; S. 51; S. 53; S. 59; S. 60; S. 68; S. 70; S. 73; S. 78; S. 83; S. 86; S. 95; S. 96; S. 99; S. 102; S. 124

Bild von Fotostudio Furgler: S. 125